面向时序信息认知规律的动态脑功能网络方法研究

房春英　著

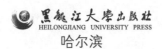

黑龙江大学出版社
HEILONGJIANG UNIVERSITY PRESS
哈尔滨

图书在版编目（CIP）数据

面向时序信息认知规律的动态脑功能网络方法研究 /
房春英著 . -- 哈尔滨：黑龙江大学出版社，2023.8
ISBN 978-7-5686-1009-4

Ⅰ．①面… Ⅱ．①房… Ⅲ．①脑电图－研究 Ⅳ．
① R741.044

中国国家版本馆 CIP 数据核字（2023）第 149588 号

面向时序信息认知规律的动态脑功能网络方法研究
MIANXIANG SHIXU XINXI RENZHI GUILÜ DE DONGTAI NAOGONGNENG WANGLUO FANGFA YANJIU
房春英　著

责任编辑	吴　非　刘群垚	
出版发行	黑龙江大学出版社	
地　　址	哈尔滨市南岗区学府三道街 36 号	
印　　刷	天津创先河普业印刷有限公司	
开　　本	720 毫米 ×1000 毫米　1/16	
印　　张	7.75	
字　　数	127 千	
版　　次	2023 年 8 月第 1 版	
印　　次	2023 年 8 月第 1 次印刷	
书　　号	ISBN 978-7-5686-1009-4	
定　　价	32.00 元	

本书如有印装错误请与本社联系更换，联系电话：0451-86608666。

前　言

人类大脑由上千亿个神经元组成,从复杂网络的视角研究大脑认知功能,已成为脑科学和类脑智能领域的前沿科学问题。脑功能网络是描述表示大脑的功能性信号的节点之间,在统计意义上的某一时段内的关系的功能性连接网络。动态脑功能网络是脑功能网络的动态变化模式在时间轴上的输入,是理解认知和行为的重要基础。实时追踪脑网络活动需要观测方法具有较高的时间分辨率,脑电图(electroencephalogram, EEG)技术的出现使动态描述认知过程的快速变化成为可能。本书面向大脑加工时序信息时的认知规律与加工机制,以EEG作为技术支持,研究动态脑功能网络的构建与分析方法,提出动态脑功能网络方法体系,实现时序信息加工机制的脑功能网络动态演化与表征,解码高级认知功能,揭示大脑运作方式。主要研究内容如下所述:

(1)针对如何准确提取表征神经元信息交互情况的特征,以及如何运用该特征来检测认知任务状态的问题,首先,从认知过程中脑区交互的角度出发,提出了基于事件相干(event-related coherence, ERC)功能连接的时序信息认知分析方法;其次,提出了从属性复杂度、语义复杂度、时序信息认知加工脑活动复杂度三维层进的听觉时序信息认知实验设计方案,构建了时序信息认知数据库;最后,运用所提出的方法,提取ERC特征中能够有效表征认知任务状态的特征,识别实验数据的认知任务状态,多被试时识别率从53.8%提升到86.6%。结果表明,功能连接方法能够分析和表达时序信息认知过程。

(2)EEG信号可通过脑功能网络的方式评估脑区之间的信息交互情况。针对脑功能网络构建方法进行研究,提出了一种基于香农熵小波相干(Shannon entropy wavelet coherence, SEW-Coh)的动态脑功能网络构建方法。首先,针对小波基参数的优化问题,提出了基于香农熵的EEG信号小波变换处理方法,以精确提取 EEG 信号的时频特征;其次,针对脑功能网络生成过程中阈值难以选择的问题,提出了基于残差神经网络(residual neural network, ResNet)的自适应脑网络指数的阈值确定方法,以解决阈值选择过程中的计算烦琐和不确定性大的问题;最后,提出了基于网络拓扑属性的网络准确度(network correct index, NCI)评价指标,以对不同脑功能网络构建方法进行评价。结果表明,本书提出的方法在不同频段的准确度均高于其他方法。

(3)针对脑功能网络缺乏时空动态模式变化的有效表征的问题,提出了分析脑功能网络在时间模式和空间模式随时间变化的统计依赖关系的方法。在时间模式下,针对如何衡量认知过程中脑区激活程度的问题,提出了基于模块度变化率和节点波动(node fluctuation, NF)指标的强激活脑区随时间变化的动态演化分析方法;在空间模式下,针对脑功能网络计算维度过高的问题,提出了基于节点嵌入空间的空间动态随时间变化的脑功能网络分析方法,在低维空间内分析脑区交互情况,降低计算复杂度。实验结果表明,动态脑功能网络的时空演化分析方法能够有效地表征大脑动态交互的时空信息与属性。

(4)针对如何应用动态脑功能网络的方法表征复杂视听融合时序信息认知过程中大脑活动的动态演化的问题,提出了应用动态脑功能网络分析复杂视听融合时序信息认知的方法,挖掘深层表达的认知规律。提出了基于动态脑功能网络特征的视听融合时序信息诱发的情绪状态解码方法,在复杂时序信息认知过程中,应用动态脑功能网络方法表征认知过程动态演化、发现认知规律和解码任务状态等。

本书结合计算神经科学、神经生物学、认知神经科学及脑信息科学等多种学科和技术进行研究,提出动态脑功能网络构建方法,通过对动态脑功能网络时空属性的分析,提出脑认知状态解码方法。全书共分为 5 章,各章的组织结构安排如下:

第 1 章论述了时序信息研究和脑功能网络相关技术的研究背景及意义,提出了时序信息认知及动态脑功能网络研究的关键问题,总结了当前时序信息认知机制以及动态脑功能网络构建与分析的研究状况,对时序信息认知、动态脑功能网络构建、动态脑功能网络分析、动态脑功能网络研究应用等 4 个方面的研究现状和存在的问题进行了剖析。

第 2 章针对如何正确表征认知过程中神经元信息交互的情况及如何检测

个体行为状态的问题,提出了基于 ERC 功能连接的时序信息认知分析方法。设计了从属性复杂度、语义复杂度、时序信息认知加工脑活动复杂度三维层进的听觉时序信息认知实验方案,构建了时序信息认知数据库。运用所提出的方法,对实验数据进行分析。

第 3 章针对脑功能网络构建的关键问题,设计了动态脑功能网络构建流程,根据构建流程,提出了基于 SEW-Coh 的动态脑功能网络构建方法。提出了基于网络拓扑属性的 NCI 评价指标,以对脑功能网络构建方法进行评价。

第 4 章针对缺少动态脑功能网络时空模式下表征认知过程动态演化的问题,在时间模式下,针对时间序列脑功能网络脑区的动态变化问题,提出了基于模块度变化率和节点波动的强激活脑区分析方法;在空间模式下,针对脑功能网络数据维度过高的问题,提出了基于节点嵌入空间的动态演化分析方法,降低了脑功能网络的计算复杂度,实现了动态脑功能网络对认知过程的时空表征。

第 5 章针对如何应用 DFC 方法表征与发现复杂视听融合时序信息认知规律的问题,提出了面向视听融合时序信息认知的动态脑功能网络构建与分析方法,应用动态脑功能网络挖掘深层表达的认知规律,提出了基于动态脑功能网络特征的任务状态解码方法。

目　录

第1章 绪论

1.1 研究背景及意义

1.1.1 研究背景

大脑由大量神经元构成,时时刻刻在接受着不同模态的信息输入。理解大脑的结构与功能是极具挑战性的前沿科学问题之一。目前的研究对大脑如何处理信息、神经元怎样编码和传导信息等传导机制解释得比较清楚,但是对于在大脑执行高级认知功能时神经元如何进行交互这一问题的研究还不够深入。如图1-1所示,大脑皮质是大脑执行高级认知功能的关键区域,目前研究者对其结构与功能已经有了初步了解,但对于大脑皮质不同区域之间如何进行信息交互与功能整合的问题,还需要进一步研究。理解认知、思维、意识和语言的神经基础,是人类认识自然与自身的一大挑战。

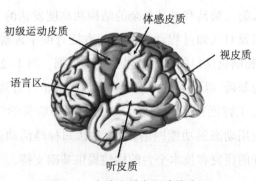

图1-1 大脑皮质主要功能分区

　　人类大脑的感知、识别等认知功能及神经处理机制一直是计算机科学与认知神经科学领域的热点问题。近年来,世界各国陆续开展脑研究计划。2013年,美国启动通过动态图像对大脑功能和行为的复杂联系进行研究的"通过创新型神经技术开展大脑研究"计划。2015年,中国科学家对脑科学与类脑研究在中国的"一体两翼"布局达成初步共识,并于后续开展了包括"脑功能联结图谱计划"等脑科学和类脑智能领域的专项研究。脑科学研究的重点已经从研究个别脑区的功能逐渐转变为研究不同脑区之间的交互情况。大脑处理不同的感知觉任务需要相应的功能区在不同的脑网络之间进行信息的动态传递,在认知过程中,不同脑区同步振荡的强度、模式或频率都将产生相应变化,因此,从连接或者网络的角度研究神经元的同步节律性、兴奋性波动是一种能有效研究大脑动态认知过程的方法。本书的主要任务是提出动态脑功能网络的研究方法,解读大脑功能组织区域之间信息活动的时间与空间模式。完成脑科学领域中的图谱制作与机制解析是一项长期的工作,其研究面临很多挑战。基于不同的信号采集技术,构建与分析脑网络的方法有很多,但缺少在应用中具有普适性的方法体系。大脑能够对视觉和听觉等时序信息加工进行序列学习,快速塑造神经表征并使神经表征快速变化,如何将这些变化在毫秒级的时序维度中呈现出来是一个关键问题。如何通过脑网络的方法表征这个动态复杂系统,一直是研究者探索的问题。本书以视听觉作为了解大脑信息加工机制的主要途径,提出动态脑功能网络技术研究方法,建立探索大脑神经活动的动态脑功能网络方法体系,解码大脑神经活动信息处理机制。

1.1.2　研究目的和意义

　　科学界认为人类大脑具有极其复杂的结构和高度发达的认知功能,对大脑认知规律的认识以及对认知过程动态演化的表征有助于理解大脑处理信息的奥秘,为类脑智能和脑机接口的研究提供重要的依据。图1-2列出了以研究脑认知的神经原理为基础,以研发重大脑疾病的诊断和治疗方法及利用脑科学研究来推动新一代人工智能技术的发展为两翼的中国脑科学计划的总体格局。本书通过提出和应用动态脑功能网络技术,对认知神经活动过程进行解析,为脑认知的神经原理的研究和技术平台的构建提供基础支持。

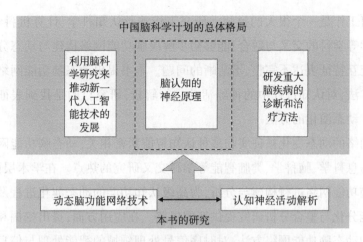

图1-2 中国脑科学计划的总体格局与本书的研究

动态脑功能网络是神经科学领域新兴的一个研究课题。大脑处理视听觉时序信息的复杂模式使我们意识到可以从连接模式的方向来探索人类的大脑，获取关于大脑的结构、功能和因果组织的重要信息。

定义 1.1 脑功能网络：描述表示大脑的功能性信号的节点之间，在统计意义上的某一时段内的关系的功能性连接网络。

定义 1.2 动态脑功能网络：功能连接模式的特性随时间动态变化的脑功能网络。

一般在静态模型的网络构建与分析过程中，时频特征表述和拓扑特征相对固定，而动态脑功能网络可以根据不同的输入调整其结构或参数，在认知过程分析的不同尺度和层次等方面具有显著优势。在微观尺度，研究者已经对神经结构和功能的信息处理过程进行了深入研究，这得益于微观技术手段的日益丰富。然而，在宏观尺度仍存在许多问题有待解决，如神经元的信息交互和高级认知功能的大脑神经机制的表征与解析。类脑智能信息处理理论与方法在深度和广度上都需要进一步拓展，目前，其对于实用化产品开发的支撑作用仍不够坚实。

将人的认知模型引入视听觉时序信息认知的智能系统中，是人工智能技术的重要发展方式。随着神经学家寻求理解认知、行为和感知背后的全面信息，将人类大脑建模为一个复杂系统的研究取得了显著进展。每个大脑神经元即使在相同认知状态下，信息交互处理方式也会有所不同，理解大脑这个复杂的系统如何工作是一个很大的挑战。研究工作涉及认知科学、计算机科学、复杂网络科学等学科的交叉与融合，能够初步解决脑功能网络构建与动态分析过程中神经交互特征表达不完整、不清晰的问题。本书提出动态脑功能网络的构建和分析方法，对认知过程中的神经活动进行解析，研究目的是找到表征认知过程中时空动态演化的方法。

脑网络的动态变化被证实与多种认知智能紧密相关，动态脑功能网络研究已成为信息科学、脑科学、类脑智能等学科交叉研究的热点。在学术层面，本书对动态脑功能网络进行构建与分析，为高级认知功能的动态演化进程及大脑脑区的功能分化与整合分析研究提供新的思路。在应用方面，提出挖掘和表征认知规律的动态脑功能网络方法，对时序信号处理领域的智能处理与信息提取研究有重要的理论意义和实践意义。

1.2　国内外研究现状综述

功能性脑网络表征的是大脑的功能性活动，可以从脑电图记录的大脑活动数据中提取大脑的功能性活动数据，而脑功能网络可以动态反映某种特定功能的大脑活动情况。比较有代表性的大脑活动是对视觉、听觉信息的处理，处理过程极为复杂，可以在宏观尺度上通过脑网络的方法描述视听认知过程中大脑各区域间的相互连接、集群工作及信息交互情况。本书针对视听觉时序信息认知过程分析的问题，提出动态脑功能网络构建与分析方法，从大脑视听觉时序信息认知规律、动态脑功能网络构建方法、动态脑功能网络分析方法等方面，对国内外研究现状进行梳理，如图 1-3 所示。

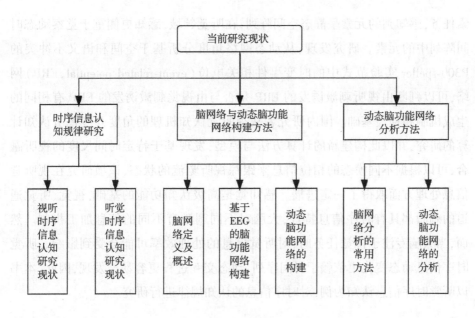

图 1-3　综述框架

1.2.1　大脑的时序信息认知规律研究现状

人类大脑是自然界中最为高效的器官之一,现阶段研究倾向于将大脑看作一个复杂的系统,多层次分析其高级认知功能和强大的信息分化、功能整合能力。大脑由大量神经元、突触以及胶质细胞构成,大脑表面覆盖着的灰质称为大脑皮质,大脑皮质使每个人具有不同的思维特征。人类脑认知功能方面的研究主要是对逻辑思维和语言的认知研究,主要基于人类对视听觉时序信息的认知过程进行研究。从科学发展的历史来看,人类对自身的研究要比对周围事物的研究更晚,脑科学的研究也是如此。长期以来,很多学科的研究者都在探讨如何表征大脑认知过程中的神经元交互和思维特征变化情况。下面对视听觉时序信息认知过程中神经活动的研究现状进行总结。

1.2.1.1　视听觉时序信息认知研究

视觉和听觉是人类感知信息的重要方式,与人类视听觉感知密切相关的图文信息和语音在不同领域中扮演着重要角色。在视觉领域,感知通常侧重于搜索任务,感知到的元素呈静态空间阵列;在听觉领域,感知更侧重于觉察动态时间阵列中的元素。研究发现,从动态网络角度分析基于空间和语义不冲突的P300-speller 实验范式中的时变事件相关电位(event-related potential,ERP)网络,可以判断由视听刺激诱发的 ERP 是否与由视觉刺激诱发的 ERP 有相同的生成机制和神经基础。国内研究者从视听觉认知机理的角度开展视听认知计算的研究,并以此构建新的计算方法与模型,发现基于特定时间尺度的视听融合,可以根据不同模态的相位信息来跟踪视听觉流的状态,该项研究在视听觉信息处理方面取得了一定进展。感知觉是高级认知功能的基础,视觉、听觉通道的刺激都具有时序信息特性,大脑对不同刺激有不同的信息加工机制。然而,当大脑专注于视觉任务时,对听觉信息的处理效率可能会受到影响。听觉时序信息动态变化更依赖于时间序列,动态交互过程更容易被发现,因此,本书以听觉时序信息认知为例,对时序信息的认知规律进行研究。

1.2.1.2 听觉时序信息认知研究

大脑的网络结构与人类的认知功能存在着密切且复杂的联系,如何动态整合听觉信息是研究人类听觉系统的重要课题。人类听觉系统能够识别声音的 3个物理属性,即响度、音调和音色,同时具有识别和处理复杂声音信息的能力。经过多年的研究,研究者对声音信息由外耳传递到大脑皮质的过程有了一定的了解,但对于大脑皮质对声音信息进一步加工的神经处理机制尚不明确。在听觉时序信息认知研究的初期,研究者主要研究一些基本的听觉性质。因为人类听觉系统优于机器信号处理系统,近年来对人类听觉系统的高级认知功能的研究逐渐增多。研究发现大脑的额叶区域负责语言加工,进而提出了一种听觉注意假设模型,如图 1-4 所示,听觉信息处理需要对音频进行识别与记忆,由听觉皮质和其他皮质合作完成,这是一个解释复杂过滤器可能结构的模型。目前对于大脑皮质阶段的听觉信息处理机制以及涉及的脑区协作关系尚不明确。

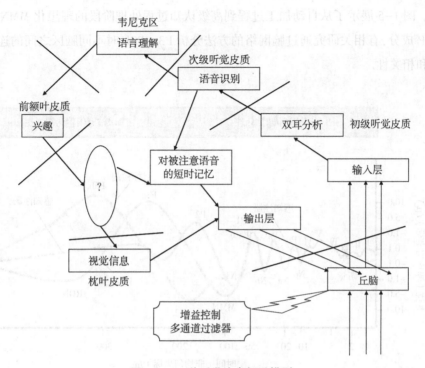

图 1-4   一种听觉注意假设模型

大脑皮质主要分为额叶、顶叶、枕叶和颞叶等区域,每个区域都有特定的功能,其中左右两侧颞叶的主要功能为接收声音并区分其强度和频率。在听觉认知研究中发现,在音频变化时,前额区和颞区会产生不同的信息,不同的信息会被传递到大脑皮质的不同区域进行信息整合。

关于两个大脑半球分工的理论认为左、右脑对听觉信息的加工情况与声音的变化情况有关,声音的时间信息变化主要在左脑加工,声音的频率信息变化主要在右脑加工。此外,脑电节律活动对听觉认知过程也起到决定性作用,相关研究表明,某些特定频段的节律活动与认知能力具有较高的相关性,这些研究为后续的认知研究提供了有力的理论支撑。

在解读音频信息时,人类的听觉系统具有独特的高效抗噪、快速稳定的优势,同时脑活动采集技术和认知分析方法的不断改进为认知研究提供了理论和技术支撑,其中,EEG 技术具有无创和时间分辨率高的优点,其应用越来越广泛。目前基于 EEG 的听觉认知研究的主要电生理客观测量指标有失匹配负波(mismatch negativity, MMN)、ERP 等,MMN 主要反映大脑对信息的自动加工过程。图1-5展示了从自动加工过程到高级认知过程处理阶段的理想化MMN和ERP成分,有相关研究通过脑网络的方法分析P3a、P3b时不同脑区之间的连通性和相关性。

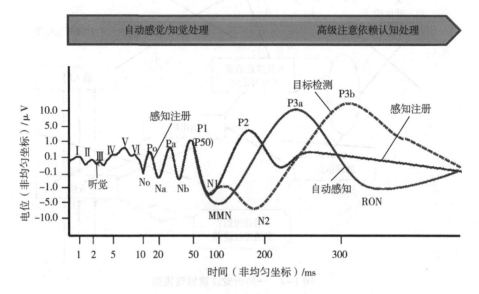

图1-5　不同信息处理阶段的理想化MMN和ERP成分

已有研究者对于掩蔽效应、早期的注意效应和音频的无意识加工等认知规律,以及响度、时长等各种基于物理音频特征感受特性的听觉模型进行了深入的研究。但是,由于听觉中枢在结构、功能方面较为复杂,生理结构、生理机制也与人的行为反应存在复杂关联,目前依旧缺乏对听觉时序信息认知过程中大脑神经活动的深入研究,还存在许多亟待探索和解决的问题。

总的来说,通过脑网络的方法对听觉认知脑区信息交互研究的方向有掩蔽效应、听觉感知距离和音频的无意识加工等,现有研究已提出了多种听觉模型。这些研究在医学领域的应用也比较广泛,比如可以利用听觉指标识别轻度认知障碍与相关的认知损害。以上指标虽然对于特定脑区的活动描述得比较清楚,但是在宏观尺度、全脑脑区的交互和基于时间序列的认知过程动态演化情况方面缺乏深入研究,难以满足听觉时序信息认知智能处理研究的需要。

1.2.2 脑网络与动态脑功能网络构建方法研究现状

从大脑功能性活动到大脑功能性网络,如何构建脑网络是关键问题,脑网络应能表征大脑功能性活动的关键方面。

1.2.2.1 脑网络定义及概述

脑网络的概念由脑机接口领域权威专家米格尔·尼科莱利斯提出。在2020年全国科学技术名词审定委员会公布的医学影像技术学名词中有对脑网络的定义。

定义 1.3 脑网络:大脑空间位置不同的皮质区域通过结构或功能联系整合起来形成的网络模式。

一般来说,基于 EEG 的脑网络构建过程由以下 4 个部分组成:由 EEG 技术设备对外界刺激的脑活动进行 EEG 信号采集,对采集的 EEG 信号进行预处理,定义脑网络中的节点;构建脑网络时,通过量化信号之间的关系对网络中的边进行定义,选择并确定阈值,构建脑功能网络;采用图论等不同方法对脑网络进行分析;针对具体问题提出应用方法。脑网络研究模型如图 1-6 所示。

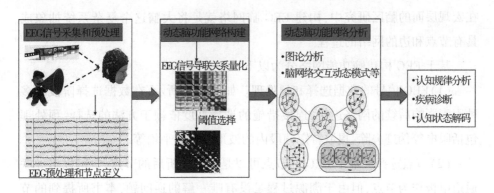

图 1-6 脑网络研究模型

需要指出的是,脑网络构建模型中,因为数据采集技术及脑网络研究层次不同,所以脑网络中的节点和边的定义方式也不同,这是脑网络研究中的关键问题。脑网络主要有 3 种研究层次:在微观尺度上,基于神经解剖学的结构性脑网络;在宏观尺度上,描述节点之间功能性信号基于统计学关系的功能性脑网络;强调节点之间信号的相互因果作用的因效性脑网络。一般通过描述神经元之间的结构性连接来构建结构性脑网络,通过量化信号之间的功能性连接来构建功能性脑网络。1994 年,Friston 等人提出了图像信号时间序列网络连接关系。从 2006 年开始,脑网络研究逐渐形成规模。Avena-koenigsberger 等人使用功能磁共振成像(functional magnetic resonance imaging, fMRI)技术测量神经元活动的相关性,从侧面验证了功能连接在实际研究中的可行性。功能性脑网络具有时间依赖性,它基于大脑神经元的功能性信号构建而成,它主要关注各脑区间的功能是否存在联系或者隔离。功能性脑网络经过阈值变换后变为二值网络,各种测度计算变得相对简单,同时基于图论拓扑特性的参数较多,因此,在实际研究中,功能性脑网络相比于结构性、因效性脑网络应用更广泛。

1.2.2.2　基于 EEG 的脑功能网络构建

　　大脑的认知功能依赖于脑区之间的交流。虽然 fMRI 在过去的几十年里彻底改变了神经科学,但其固有的时间分辨率低的特点限制了其在跟踪快速大脑网络动态变化方面的应用。EEG 是一种独特的非侵入性技术,能够在毫秒时间尺度上跟踪大脑的动态变化。基于 EEG 的功能连接在微观层面上可根据单个神经元的电位关系进行构建,在中间层面上可根据局部的场电位进行构建,而在宏观层面的脑区研究中,构建 EEG 脑网络就是将大脑这个复杂系统抽象成具有节点和边的网络的过程。

　　基于 EEG 构建脑功能网络分为以下 4 步。

　　(1)EEG 信号的数据选择和预处理。如图 1-7 所示,在数据选择阶段有多种因素影响后续的网络连接,连接措施的选择高度依赖于方法的选择,预处理包括眼电等伪迹去除、提取特定频段内的波形和叠加平均等。

　　(2)节点选择。基于 EEG 的节点可以是溯源分析后的节点,也可以将导联通道电极作为节点,但由于溯源过程是没有唯一解的逆问题,本书所提到的节点均由 EEG 电极通道定义,具体定义方法见定义 1.4。

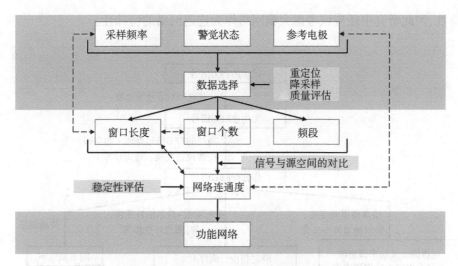

图 1-7　数据选择阶段影响脑功能网络构建效果的因素

定义 1.4　基于 EEG 的脑功能网络：由二元组 $G = (V, E)$ 定义，其中，V 为脑网络中顶点(脑区)的集合，E 为脑网络中边的集合，用该二元组描述 EEG 信号之间的关系。脑功能网络用邻接矩阵 $A \in \mathbf{R}^{N \times N}$ 表示，其中，N 为网络中节点的数量，$\mathbf{R}$ 为实数集，$v_i, v_j \in V$，$(v_i, v_j) \in E$。A_{ij} 有一定的权值，选取阈值后，脑功能网络变为二值矩阵，值为 0 或者 1。在每一个时序 t 过程中，G 有一个动态的特征矩阵 $X^{\{t\}} \in \mathbf{R}^{N \times N \times D}$，其中，$D$ 为 t 的维数。本书采用的 EEG 记录系统是以国际 10-20 脑电极安置系统为基础的 64 导联电极记录系统。脑功能网络构建方法为将 EEG 电极覆盖的区域抽象成网络中的节点。

(3)量化 EEG 信号通道之间的关系。为了充分利用 EEG 信号丰富的时频域信息，研究者提出了很多方法，如图 1-8 所示，其中无向脑功能网络常用的方法有相位锁定值方法、相干方法等。相位锁定值方法常用于检测两段信号之间的相互关系，并且不受 EEG 信号中幅度与相位的影响，可以用于分析 EEG 波形之间的关系。相干方法可以衡量信号通道在特定频率点的线性关系。互信息(mutual information, MI)方法可分析 EEG 信号全频段内的信息，在实际应用中，互信息方法可以用来评估两段 EEG 信号之间的非线性关联特性。

(4)确定阈值并构建脑功能网络。选择一个确定阈值的目的是将带权脑网络转换为 0、1 二值的脑功能网络。脑功能网络中的对角线元素设为 0。目前已有多种确定阈值的研究方法，比如替代数据法，但它不能体现原始数据的线性特性,因此研究中还应该考虑大脑网络作为连通网络的特殊性。

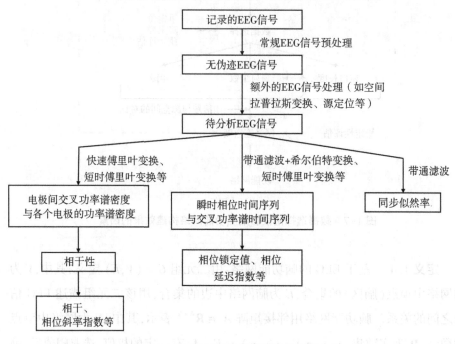

图 1-8　常用的 EEG 信号连通性分析方法

1.2.2.3　动态脑功能网络的构建

通过在动态脑功能网络中加入时间维度可以将大脑功能描述为一组重复出现的时间连接模式。在构建过程中,有些研究者针对动态脑功能网络信息的可解释性提出基于时间序列平稳性的统计检验方法,以动态和数据驱动的方式选择时间窗口范围;有些研究者通过自适应卡尔曼滤波器找到了 EEG 信号中的动态连接结构;有些研究者提出用格兰杰因果关系描述脑区的动态连接;有些研究者通过构建滑动窗口相关矩阵来研究依赖于时间的连通性;有些研究者应用滑动窗口方法评估全脑连接模式的时变变化是否与跨模态的带限相位耦合动力学有关;有些研究者采用隐马尔可夫模型结合高斯观测模型提取 EEG 信号的小波分量来识别认知过程的加工阶段。这些研究表明神经活动可以被显示为一个动态的大脑序列。除此之外,近年来仍有新的方法出现。有些研究者提出一种递归动态功能连接算法,通过对多个时间尺度的神经生理数据进行分析,结合高阶统计量生成多阶连接模式;有些研究者引入一种绕过滑动窗口的统计方法,在变点个数和位置先验未知的情况下,找到功能网络中的变点,这种新方法被称为互协方差分离检测,可以将变点分配到一个或多个脑区,并且计算速度快;有些研究者提出采用瞬时振幅相关来估计具有高时间分辨率的瞬时功能连接。

建立在滑动窗口基础上的方法有很多限制,例如需要预先指定窗口的长短,太长的窗口会错过快速变化的动态,太短的窗口提取不到足够数量的数据。递归动态功能连接算法效果的优劣与电极数量的多少有很大关系。EEG 信号是非平稳信号,使用互协方差分离检测方法进行变点检测存在很大的不确定性,使用瞬时振幅相关方法容易造成模块化的损失,导致序列的停留时间较短和复杂度较高。总的来说,时频分析可以用来估计作为时间和频率的函数的两个时间序列之间的相干性和相位滞后。用小波变换研究时频相干性为研究者提供了一种多分辨率的时频分析方法,避免了选择固定长度的滑动窗口,并且可以提供多个时间尺度上相干性的丰富信息,非常适合探索性分析,但基函数的选择会限制相干方法的使用。本书提出的采用香农熵优化小波基参数的方法,可以有效分析窗口的长短,实现 EEG 信号丰富信息的有效提取。

动态脑功能网络构建过程中,阈值的选择是最关键的问题之一。在选择阈值的研究中,常用最小生成树方法或数据替代方法。这些方法的缺点是选择的阈值不是唯一的,或者只能选择阈值范围,计算过程烦琐耗时。本书基于脑网络的小世界属性,提出自适应脑网络指数阈值选择方法,该方法提取的阈值符合小世界属性且具有唯一性,从通过残差神经网络对脑功能网络对应的 EEG 信号进行分类的结果可以看出,选择的阈值使动态脑功能网络可以较全面地表达脑活动情况。

1.2.3　动态脑功能网络分析方法研究现状

从复杂网络的角度来研究人类大脑系统,以小世界网络和无标度网络作为初始研究的标志。其中,EEG 可以跟踪在特定时间具有高分辨率的认知任务,认知过程可以分解成一系列的网络,这些网络在空间和时间上是部分重叠和瞬时稳定的,并且在认知过程中是动态的。Bassett 等人指出动态网络可以用来理解网络序列随时间的动态变化,如图1-9所示。在动态脑功能网络分析中,最常应用的基本分析方法是图论,网络模型常用的拓扑度量包括度、聚类、关键节点、路径、社区、关键路径等。这些分析有利于从连接稀疏的脑区收集或发送信息,进行局部功能整合。在脑网络分析方面,图论方法具有表征复杂脑系统行为的突出能力,是定量分析的基础。

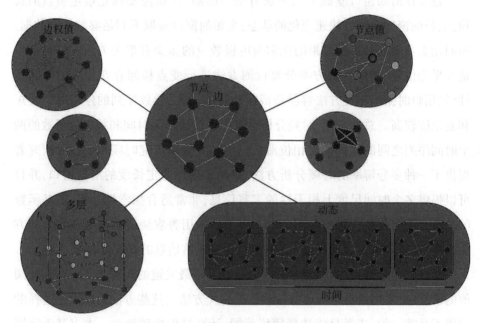

图1-9　神经科学中使用的网络模型示意图

计算网络的一些特性,例如平均最短路径长度、聚类系数和节点的中心性等,可以利用这些特性分析功能网络拓扑结构在整个刺激周期中的动态变化等。Liao等人在2017年介绍了基于图论方法的小世界网络计算模型,认为小世界属性有利于大脑以较低的联结和能量成本实现高效的信息分离与整合。兰州大学相关研究团队利用机器学习结合抑郁症的EEG信号特征来对抑郁症进行分类,该研究结合支持向量机(support vector machine, SVM)分类器和全频段功能连接特征使抑郁症分类准确率达到92%。有些研究者分析脑网络中神经系统疾病引起的异常变化,寻找与疾病状态对应的网络拓扑异常指标并进行疾病诊断和干预。还有研究证明异常时变大脑活动与精神分裂症的大脑连通性相关,这说明这种精神疾病可能会破坏大脑认知功能。Núñez等人研究了阿尔茨海默病患者休息时 EEG 的动态功能连接(dynamic functional connectivity, DFC),观察到了 DFC 的可变性。总的来说,利用图论方法探索全脑连接网络的拓扑属性的研究取得了一系列重要成果。常见的动态图论分析大致可分为两种模式:基于滑动窗口等方法构造动态脑网络,获取相邻网络间的耦合关系后进行网络属性分析;将 EEG 信号时间序列的动态变化直接并入脑网络计算度量中。

除此之外,脑功能网络可以通过空间尺度和时间尺度的相互作用来发挥功能,因此我们从加入时间维度的拓扑分析和分层等角度对网络进行动态分析。加入时间窗口进行分段计算是脑网络动态分析的常用方法,该方法可以观察到大脑各个成分之间的连通性随时间动态变化的情况。之前的研究对滑动窗口参数设置的影响进行了讨论,然而,对于如何确定最优窗口长度的问题并没有给出明确的答案。在脑网络研究中,曾有研究者选取从 2 到 256 个时间点的窗口长度序列来检测平均 DFC 和静态功能连接之间的变化等,通过比较不同长度的滑动窗口,可以确定一个合适的分析动态脑功能网络的窗口长度范围。基于 EEG 信号的滑动窗口长度可以精确到毫秒级。除了时间维度分析,还可以使用基于 EEG 的功能连接模式来评估儿童失神癫痫患者的状态,分层时空动态模型可能会为大脑疾病评估提供新的方案,特别是这些模型非常适合观察大脑整合信息能力的变化。同时,将空间动态纳入功能层次模型可以更好地理解宏观功能层次和大脑动态,这说明进一步研究的方向已经明确。

近年来,有研究者在图论基础上加入了时间维度和分层分析,随着脑网络研究方法的发展,许多新的指标不断出现,高维数据的分析势必会导致计算量增加,而计算量增加会导致研究方法的效率降低。我们对于图论属性随时间变化的动态特性知之甚少。为了动态表征网络拓扑属性,同时探索认知过程分析中具有较高时间分辨率的研究方法,在时序模式下,提出了一种基于模块度变化率与节点波动(node fluctuation, NF)指标的强激活脑区分析方法,对全局时间过程中激活程度强的脑区的活动进行表征。为了降低计算的时间和空间复杂度,在空间模式下,提出了一种基于节点嵌入空间距离的分析方法。这种方法在降低计算复杂度的同时,不会减少脑区导联数量,在空间中能够完好表达节点之间的关系。本书提出的方法可以将网络的拓扑属性与认知过程的动态变化进行结合。除了观察认知过程中相邻网络的变化情况,还对认知过程的全局脑区激活程度进行了分析。使用基于空间尺度的节点嵌入距离方法,揭示脑功能网络图上不同节点随时间动态变化的相关结构性质,反映了在时序认知过程中不同节点代表的不同脑区的交互情况,将图的节点或边映射到一个低维的向量空间,提供了一种具有更低计算复杂度的方法。提出的距离矩阵时空特征是用来衡量在固定网络规模时,时序多层网络间,不同脑区、不同刺激下大脑的认知状态。

1.3　当前研究中存在的主要问题

近年来,脑科学成为重要的科学前沿领域,无创成像技术使人们对大脑的分区有了更多的认识。目前对于复杂情况下详细的脑区分布、左右脑协同活动等方面仍需进一步的探索和研究,需要在多个层次上应用基于复杂网络的方法解析脑区之间的工作方式。基于 EEG 的脑功能网络研究有两个关键性问题:如何使用非侵入性和易于使用的 EEG 信号构建脑功能网络;采用哪些技术在时间、空间尺度方面表征网络的动态特性。本书以听觉的时序信息认知为主要研究对象,以 EEG 信号为研究载体,围绕动态脑功能网络构建与分析方法两个方面展开研究,得出具有一定普适性的脑功能网络构建与分析模型,解决的主要问题包括以下 4 个方面。

(1)EEG 信号具有较低的信噪比、容积传导效应和非稳定性,如何充分利用 EEG 信号丰富的时域、频域信息实现 EEG 信号的正确提取和对任务状态的有效表征是研究的主要问题。认知过程中脑区交互情况随时间快速变化给表征认知过程的动态演化增加了难度。

(2)动态脑功能网络构建过程中,需要进一步研究更加精确的量化信号通道关系方法和阈值确定方法。首先,从宏观尺度量化功能性信号关系的方法有很多,无法依据传统经验来选择适合实验数据的 EEG 信号量化方法。其次,EEG 信号通道之间的关系强度决定了网络中对应节点是否存在边,需要确定一个阈值用以去掉虚假连接。目前,已有多种确定阈值的方法,但这些方法各有优劣,实际应用效果参差不齐,缺少适用于时序信息认知脑功能网络的阈值选择方法。

(3)需要进一步研究能够更加有效表征认知过程动态演化的脑功能网络分

析方法。脑网络的分析大多采用图论方法,但这种方法很难具体地从全局描述认知过程的动态变化,因此,目前缺少基于脑功能网络的认知过程动态演化表达方法。同时,对于理解大脑跨越时间和空间的内在信息处理过程,缺少适合脑功能网络的描述方法。脑功能网络的高维性增加了处理难度,如何降低计算复杂度也是脑功能网络分析需要重点考虑的问题。

(4)需要进一步研究更加有效的面向复杂视听融合时序信息认知的动态脑功能网络方法。视听融合时序信息认知过程较为复杂,难以发现深层的认知规律。同时,实现视听融合时序信息认知状态的识别与解码也有一定难度,需要进一步研究如何应用动态脑功能网络方法解决这些问题。

1.4 本书主要研究内容

本书以脑科学研究方法为背景,以动态脑功能网络分析时序信息认知为手段,以基于 EEG 信号的脑功能网络的相关问题研究为目标,围绕脑功能网络构建与分析所面临的若干问题展开研究。面向大脑时序信息认知规律,提出脑功能网络的构建与分析方法,找到其动态处理过程及表征方法,提出有一定普适性的方法体系,并应用于复杂视听融合时序信息认知过程的分析,验证提出的方法的实际效果,证明本书提出的方法对脑科学和认知神经科学研究具有一定的参考价值,提升基于 EEG 信号动态脑功能网络研究结果的可解释性。

针对如何表征时序信息认知过程中脑区之间信息交互情况的问题,提出基于事件相干功能连接的分析方法,提取基于遗传算法的事件相干分析特征检测认知状态。同时,采用优化的设计方案和创新的数据分析方法完成从属性复杂度、语义复杂度、时序信息认知加工脑活动复杂度三维层进的听觉时序信息实验。构建时序信息认知数据库,采用提出的方法实现对时序信息认知的表征与识别,验证功能连接方法的有效性。

针对如何利用功能连接方法构建脑功能网络的问题,提出基于香农熵小波相干的动态脑功能网络构建方法。针对动态脑功能网络构建过程中 EEG 信号通道关系精确量化的问题,提出了基于小波相干的动态脑功能网络构建方法以及基于香农熵的小波基参数优化方法。针对阈值确定的问题,提出脑网络指数的阈值选择方法。提出网络准确度评价指标,以对脑功能网络构建方法进行评价。

针对缺少动态脑功能网络在时间和空间模式中有效表征认知过程动态演化的问题,在时间模式下,提出了基于模块度变化率与 NF 指标的强激活脑区分析方法,在空间模式下,提出了基于节点嵌入空间的动态演化分析方法,降低了脑功能网络的计算复杂度,实现时空全方位的认知过程动态演化有效表征。

针对复杂的视听融合时序信息认知规律,提出了应用动态脑功能网络方法框架。针对难以发现与表征复杂视听融合时序信息认知规律的问题,提出了面向视听融合时序信息认知的动态脑功能网络分析方法,应用动态脑功能网络挖掘深层表达的认知规律。提出了基于动态脑功能网络特征的认知状态识别方法,解决了在复杂时序信息认知的情况下,认知过程动态演化的表征、认知规律的发现和任务状态解码的问题。

本书以听觉时序信息认知为研究对象,以 EEG 信号为研究载体,重点解决了构建与分析动态脑功能网络方法的关键技术问题。在视听融合时序信息情绪状态解码方面,证明研究提出的动态脑功能网络构建与分析方法能够实现认知过程的时空动态演化分析。

本书主要揭示大脑加工时序信息时的认知规律与加工机制,以 EEG 信号为分析对象,研究动态脑功能网络的构建与分析方法,以期实现对大脑加工时序信息时的认知规律与加工机制进行表征与分析,最终解码大脑的高级认知功能,揭示大脑运作方式。因此,在第 2 章中,以 EEG 为脑活动采集技术,以听觉时序信息为主要研究对象,实现脑活动信号的采集与初步分析。通过脑区交互情况分析,得出脑功能网络方法是分析和表征脑认知活动重要方法的结论。第 3、4 章从脑功能网络构建、脑功能网络分析的角度提出创新性技术。第 3 章中,针对脑功能网络构建步骤的几个关键问题,提出了一种基于 SEW-Coh 的动态脑功能网络构建方法、一种阈值选择方法、一种脑网络的准确度评价方法。第 4 章中,提出了一种基于动态脑功能网络的时空动态演化分析方法,从时空角度对脑认知过程的加工机制进行解析,实现对复杂认知过程、认知规律的深入挖掘。为了验证所提出方法的有效性,在第 5 章中,在复杂视听融合时序信息认知规律的发现和状态解码方面,提出动态脑功能网络方法应用框架,证明了所提出方法的实用性和有效性。

第 2 章 时序信息认知分析方法
与认知规律研究

2.1 引言

认知是大脑对信息进行加工处理的过程,大脑的认知活动可以通过随时间快速变化的动态神经振荡来表征,这种神经振荡来自复杂突触网络中相互作用的神经元放电,带有时间维度的时序信息认知的动态演化过程能够很好地反映这种随时间快速变化的神经元振荡与交互情况。因此,从复杂网络的视角研究大脑认知功能,特别是对时序信息反映的认知过程进行解析是目前脑与认知科学研究的热点。

从神经信号的数据采集手段来看,fMRI 和 EEG 是目前常用的技术。为了理解神经表征如何随时间演化,同时考虑到 EEG 具有较高的时间分辨率,时序信息认知实验数据可以通过 EEG 从头皮表面记录大脑神经元的电活动来进行采集。EEG 具有较低的信噪比,当人接收到与特定感觉、认知或运动事件相关的刺激时,这种由事件诱发的神经响应会淹没在自发性 EEG 活动中。因为容积传导效应和 EEG 信号的非稳定性,研究者通常采用 ERP 或更复杂的单试次分析和时频分析等技术,将这些响应从自发性 EEG 活动中提取出来。ERP 技术不能表征脑区间的信息交互情况,脑区间的连接模式限制了动态神经系统的活动。因此,通过有效的时频分析方法进行功能连接表征脑区之间的信息交互情况是我们努力的方向。

本书提出了表征时序信息认知过程中信息交互情况的方法,充分利用 EEG

信号丰富的时域、频域信息,实现 EEG 信号特征的正确提取和认知过程的有效表征。在 2.2 节中,针对时序信息认知过程中脑区交互情况分析的问题,提出了基于 ERC 功能连接的脑区交互情况表达方法,并据此提出基于遗传算法的认知任务识别方法。在 2.3 节中,针对声音样本的选择和实验设计相关问题,提出了响度与语义冲突等层进的实验设计方案。为了表征认知过程的动态演化过程,设计脑活动从简单到复杂的时序信息认知实验。在 2.4 节中,采用 ERP、事件相关频谱扰动(event-related spectral perturbation, ERSP)和本书所提出的方法对认知过程实验数据进行分析,发现认知规律,充分展现功能连接方法的优势。

2.2　基于 ERC 功能连接的时序信息认知分析方法研究

在时序信息认知过程中,节律性神经元的相互作用可以用多种方法量化,这些方法能够表达认知的脑区内部和脑区之间的神经表征的动力学特征。但是哪种方法能够帮助我们更好地理解这些动态与不同认知任务的联系呢? 为了探索这个问题,同时验证功能连接方法能够表达时序信息认知的动态演化过程,提出了一种基于 EEG 信号的 ERC 功能连接的分析方法,并有效地提取 ERC 特征中与认知任务状态相关的特征。这个方法的基本理论依据是在大脑进行功能整合与脑区交互时,神经元会在有限的时间段内、特定频段内产生神经元振荡,相干分析反映了这种振荡。基于短时平稳的思想,该方法通过计算不同区域信号在不同频段的相干系数来定量检测皮质不同区域、不同记录电极在神经信息处理过程中诱发 EEG 信号的相干性。

相干性是电极间线性相关程度的频率依赖性度量,相干性越强则电极对的 EEG 信号越相关。实验基于 ERC 分析方法,将信号转换到频域,最高频率为采样频率的 50%。R_{xy} 为频率 f 的相干系数,见式(2-1)。

$$R_{xy}(f) = \frac{\sum_i [X_i(f) - \overline{X_i(f)}][Y_i(f) - \overline{Y_i(f)}]^*}{\sqrt{\sum_i [X_i(f) - \overline{X_i(f)}][X_i(f) - \overline{X_i(f)}]^* \sum_i [Y_i(f) - \overline{Y_i(f)}][Y_i(f) - \overline{Y_i(f)}]^*}}$$

$$(2-1)$$

式中，x、y 为电极；i 为试次（属于某一事件）；$X_i(f)$、$Y_i(f)$ 分别为信号 $x(t)$、$y(t)$ 的频域表达；$\overline{X_i(f)}$、$\overline{Y_i(f)}$ 分别表示在频率 f 上，一定时间段内 $X_i(f)$、$Y_i(f)$ 的均值；运算符 $*$ 表示复共轭；R_{xy} 是取值范围在 0 到 1 之间相位任意的复数函数，它反映了频率 f 上事件间的相干性。相干系数等于 1 表明两电极完全相干，等于 0 表明两电极完全不相干。相干系数越大，意味着在一个给定的频率下电极对的 EEG 信号越相关。当两个信号之间有一个恒定（或时间滞后）的相位角时，表明对应脑区的同步化程度较高，相互作用的程度也较高。

大脑必须跨多个时间尺度动态整合、协调和响应内部和外部刺激。利用 EEG 技术对大脑活动进行无创测量，加深了我们对具有基本脑功能特征的大规模功能组织的理解。可以通过相干性分析认知过程中不同脑区神经信号之间的相互作用，相干性分析方法能很好地表征神经振荡。从基于 ERC 功能连接的时间特征所包含的丰富信息中，可以提取有效的特征来表征认知和行为潜在的宏观神经活动模式的变化，以证明功能连接方法能够表征认知过程，为研究提供理论支撑。

本书提出了一种基于遗传算法的 EEG 信号 ERC 特征提取方法，提取 ERC 特征中与认知任务状态相关的特征，对认知任务相关的 EEG 信号进行分类，具体分类方法见算法 2-1。

算法 2-1　ERC 特征选择算法

输入：随机生成 N 个个体的种群 P

输出：最佳特征 $\mathrm{Coh}(p_{\max})$

---

1. 初始化：生成随机种群 $P = \{p_1, p_2, \cdots, p_N\}$（$N = 60$），$p$ 为种群中个体

2. $p_k = B_1, B_2, \cdots, B_M$；$B$ 为相干特征 Coh 的特征；M 为相干特征 Coh 的特征维度

3. 根据适应度函数计算适应度 $f(p_k) = L[\mathrm{Coh}(p_k)]$，$L$ 为支持向量机分类器损失函数

4. **while** 代数小于 300

5. 个体进行繁衍，生成新个体

6. 单点交叉

7. 单点突变

8. 形成新的种群

9. 计算个体适应度

续

10. 根据适应度选择个体组成下一代种群
11. end while
12. 输出最佳特征

采用不同区域的时间序列之间的相干性来量化功能连接,不同认知任务、不同脑区的时间序列中不同时间尺度的表征的有效性是不同的,研究提出的算法能提取 ERC 特征中与认知任务状态相关的特征,并对不同认知任务进行判别。

2.3　时序信息认知实验设计及数据库的建立

如何正确提取反映脑活动的 EEG 信号及如何运用 EEG 信号来检测个体的行为状态是当前研究需要解决的主要问题,解决上述问题的关键是优化实验设计和创新数据分析方法。为了系统地研究大脑时序信息加工规律,考虑到声音样本物理特性的复杂性、声音样本的时序性和语义的多样性,选择从声音样本的物理特性分析入手,设计无语义、有语义响度与语义冲突的认知实验,由简入繁综合观察大脑时序信息认知过程。

2.3.1　认知实验设计分析

认知实验设计的基本假设是大脑活动能够反映认知过程,时序信息认知实验的设计需要考虑刺激的设置、刺激序列的编排、刺激代码的输出等。在刺激序列的编排上,主要需要考虑刺激的持续时间和刺激的间隔,既要体现时序信息又要兼顾刺激间隔随机化,刺激的平均间隔时间在 1 000 ms 左右。实验中最重要的部分是刺激的设置,目前常用的刺激类型主要包括视觉、听觉刺激。已有的研究表明,在典型的实验范式中大脑皮质对于不同声音特征有不同的编码,可以得出 MMN 能够反映大脑对信息的自动加工等明确的结论,听觉刺激更能反映刺激驱动的认知加工过程。听觉刺激包括纯音、环境声音、语音等,物理属性复杂。刺激材料的选择应慎重,同时,不同属性声音对象的加工方式不同,包括编码过程、影响脑区、信息处理机制等。研究的目的是体现认知过程的动态变化,这就要求诱发认知过程的音频刺激材料具有动态瞬间变化属性,因此,采用 S 变换的听觉时序信息分析方法,将音频时序信息的物理性质反映在认知过程的某些方面。

2.3.1.1 听觉时序信息分析

对于听觉刺激来说,要考虑音频、响度、音高、辨别敏锐度等。音频刺激的认知容易受环境等因素的影响,比如在典型的纯音刺激序列中,偶然出现的新异刺激(如动物叫声)会引起显著的 P300 电位。因此,先从声源的变化对听觉时序信息的声音刺激进行分析。音频的瞬间变化分析比较复杂,运用传统的短时傅里叶变换和梅尔频率对固定窗内的语音信号实施分割以获得倒谱特征的方法会模糊声音的频谱细节,造成信息的丢失。针对上述问题,选用基于 S 变换的梅尔倒谱系数(mel S-transform cepstrum coefficient, MSCC)特征进行实验。该特征可以精确反映非平稳信号的瞬间变化,对帧长为 F 的采样时间序列 $x(t)$ 进行 MSCC 提取的过程见算法 2-2。

提出的方法考虑分析声音的频率特征,同时兼顾声音的瞬时特性。在频率分析机制中有一种观点认为,不同频率的声音使听神经兴奋后发出不同频率的冲动,实验从声音刺激材料的频率分析出发,希望通过提取声音瞬时频率特征来验证这种观点。

为了验证 MSCC 特征在病理语音分类中相比于传统梅尔频率倒谱系数(mel frequency cepstrum coefficient, MFCC)特征的优越性,设计了 MSCC 特征与 MFCC 特征的对比实验。

算法 2-2 MSCC 算法

输入:信号 $x(t)$

输出:MSCC 特征 $C_1, C_2, \cdots, C_L$

---

1. $x(t)$ 采样序列 $x(t) = x(nT)$, $n = 0,1,\cdots,N-1$,该离散时间序列表示为 $x[n]$, T 为采样时间间隔

2. 对 $x[n]$ 进行 S 变换,得到 $N{\times}N$ 矩阵 S,N 为 S 变换的点数

续

$$S[h,k] = \begin{cases} \sum\limits_{m=0}^{N-1} X(m+k)\,\mathrm{e}^{\left(h\frac{2\pi mj}{N} - \frac{2\pi^2 m^2}{n^2}\right)}, & k \neq 0 \\ \dfrac{1}{N}\sum\limits_{m=0}^{N-1} X(m), & k = 0 \end{cases}$$

其中,$h,m = 0.1,\ldots,N-1$;$X(m)$ 为离散傅里叶变换;k 为频率

3. 构造由 M 个三角滤波器构成的滤波器组,M 为 26

4. 计算每一时刻每个滤波器组输出的对数能量

$$x'(h,m) = \ln\left\{\sum_{k=0}^{N-1} |S[h,k]|^2 H_m(k)\right\}, 0 \leqslant m < M$$

其中,$x'(h,m)$ 为 hT 时刻第 m 个滤波器的输出;对 S 矩阵各个元素求模,求出频谱,对频谱求平方,得到能量谱 $S[h,k]$;$H(m)$ 为第 m 个三角滤波器的频率响应

5. 离散余弦变换求得 L 个 MSCC 系数

$$C(h,n) = \sum_{m=1}^{M} x'(h,m)\cos\left(\frac{\pi n(m-0.5)}{M}\right), 1 \leqslant n \leqslant L$$

6. 输出 $C_1, C_2, \ldots, C_L$

采用的数据库是由阿姆斯特丹大学开发的用于语音清晰度检测的 NKI-CCRT(concomitant chemoradiotherapy)语料库,语料包括 55 名不可动手术的头颈部肿瘤患者(10 名男性,45 名女性)在经历同步放化疗的 3 个阶段(治疗前、治疗后 10 周和治疗后 12 个月)中处在安静环境下的说话录音,INTERSPEECH 2012 病理语音比赛将数据按照统计值分成两类:I 类(清晰,intelligence)725 个,其中训练集 384 个,测试集 341 个;NI 类(不清晰,unintelligence)922 个,其中训练集 517 个,测试集 405 个。采样频率为 16 kHz。

提取 MFCC 特征和 MSCC 特征时的参数设置为:帧长为 400 个采样点,帧移为帧长的 50%。三角滤波器的个数 M 均为 26,得到的 MFCC 特征和 MSCC 特征维数均为 12。对 MFCC 特征和 MSCC 特征求统计值(包括最大值、最小值、平均值、中位数、范围、标准差、方差),最终得到 84 维特征。

采用 F 值(F-score)方法对两个特征进行评价。如图 2-1 所示,MFCC 特征的 F 值大部分在 0.2 以下,而 MSCC 特征的最大 F 值接近 0.8。MFCC 特征的平均 F 值为 0.09,而 MSCC 特征的平均 F 值约为 0.39,可见 MSCC 特征对音频非稳态的表达能力约为 MFCC 特征的 4 倍。

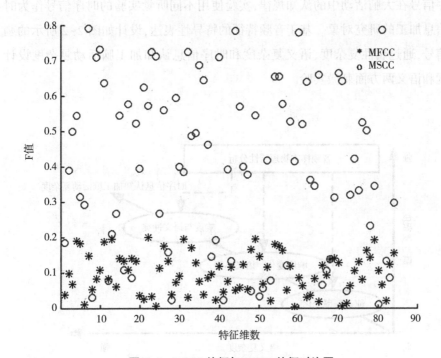

图 2-1　MSCC 特征与 MFCC 特征对比图

从图 2-1 中可以看出 MSCC 特征的信息量要多于 MFCC 特征,能更好地反映频率特性。在听觉时序信息分析中,选择的音频包括健康人和在疾病治疗过程中的病人读正常音调、高音调、低音调、升降调的元音/i:/、/a:/、/u:/的语音和带有语义的同一句话的语音等。从对音频的分析来看,影响音频物理属性的因素有很多,音频的时域、频域、非线性等特征都对音频的表达有很大影响,尤其是时频特征。同时,音频的特异性可以由大脑对特定声学特征的选择性加工来解释。在清醒的大脑中能够观察到周期为 30~40 ms 的听觉诱发电位。听觉刺激包括短声、纯音、语音以及特异性声音(如动物叫声)等。因此,可以从人对不同音色、频率、音强的感受能力方面来设计听觉刺激。

2.3.1.2　听觉时序信息认知设计思路

在本书中,时序信息的表征主要指神经表征。听觉的时间敏感性要高于视觉的时间敏感性。大脑对听觉时序信息的加工方式在有顺序标码的情况下倾向于自动加工,在无顺序标码的情况下倾向于控制加工。为了进一步评估听觉时序信号在大脑活动中的认知规律,实验使用不同听觉实验的时序信号作为时序信息加工的研究对象。基于音频特征的特异性表达,设计如图 2-2 所示的刺激信号,通过属性复杂度、语义复杂度和时序信息认知加工脑活动复杂度设计响度和语义两方面刺激实验。

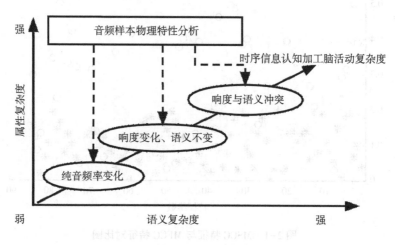

图 2-2 听觉时序信息实验设计

实验设计过程中,从听觉时序信息物理属性由简单到复杂,时序信息加工过程由简单到复杂,有无语义等方面对声音刺激进行设计,见表 2-1。

表 2-1 听觉时序信息刺激实验设计

时序信息实验设计	无语义	有语义	有语义
多种属性复合	—	—	响度与语义冲突
	—	响度变化	—
单一属性(基频)	频率变化	—	—

有研究表明,在注意条件下,听觉时序信息加工比视觉加工更准确,同时,在有语义信息刺激时,听觉的深水平加工要优于视觉。听觉时序信息构建时序信息认知加工时具有 3 个特点:层次组织、时间标记理论和控制加工。基于

EEG 信号的分析方法可以用来了解大脑的相关电活动,探究大脑的功能状态,是研究脑活动规律的重要方法之一。根据这些特点,本书设计了基于 EEG 技术的听觉时序信息层进式认知实验。

2.3.2　听觉时序信息认知实验设计

2.3.2.1　纯音听觉时序信息认知实验设计

大脑对时序信息的加工过程是从自动加工到复杂加工。研究大脑从自动到复杂的时序信息加工过程,怪球范式(oddball paradigm)是最常用的方法。本实验采用 4 名男性、10 名女性作为实验对象,被试身体健康,没有听力缺陷,采用怪球范式,共呈现 3 种不同刺激:标准刺激为持续 50 ms 的短纯音,频率为 1 000 Hz,占比为 75%;偏差刺激为持续 50 ms 的短纯音,频率为 2 000 Hz,占比为 15%;新异刺激为动物叫声,占比 10%。刺激声音响度为 90 dB,刺激时长为 50 ms,刺激间隔为 600 ms。如图 2-3 所示,实验全过程包含 4 组,每组进行 100 次听觉刺激,刺激顺序随机,每组实验开始前采集 3 min 静息态 EEG 信号,每组实验完成后有短暂的休息时间。EEG 信号由 NeuroScan 64 导联脑电采集系统记录存储,EEG 信号采样频率为 500 Hz,带宽为 0.5~100.0 Hz,所有电极阻抗不大于 5 kΩ。

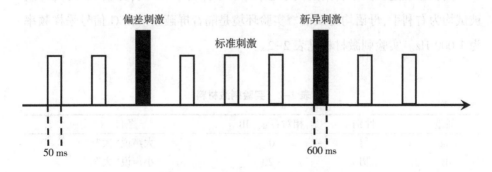

图 2-3　无语义频率变化认知实验

2.3.2.2　响度变化的听觉时序信息认知实验设计

本次实验研究目的是对响度变化、语义不变的听觉时序信息认知进行研究。实验中,响度变化、语义不变的情况分为大声说"大"、小声说"大"、小声说"小"、大声说"小",音频响度属性如图2-4所示。

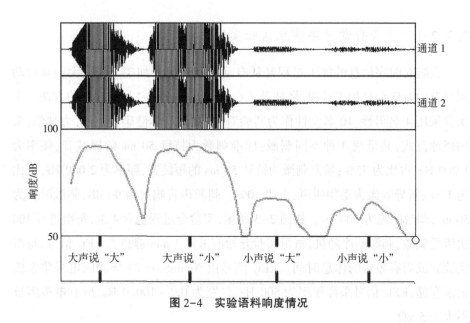

图 2-4　实验语料响度情况

实验被试是从大学召集的大学生,共21人(女生10人、男生11人),每组被试均为右利手,母语均为汉语。实验环境是隔音屏蔽室。EEG信号采样频率为1 000 Hz。实验刺激材料见表2-2。

表 2-2　实验刺激材料

刺激	性别	相对音量/dB	条件
/da/	男	0	大声说"大"
/da/	男	−20	小声说"大"
/da/	女	0	大声说"大"
/da/	女	−20	小声说"大"
/xiao/	男	0	大声说"小"
/xiao/	男	−20	小声说"小"

续表

刺激	性别	相对音量/dB	条件
/xiao/	女	0	大声说"小"
/xiao/	女	-20	小声说"小"

实验过程中,被试在隔音屏蔽室中保持坐姿,呈放松状态,注视距离被试位置 60~80 cm 的屏幕,屏幕中央呈现符号"+"以帮助被试集中注意力。实验要求被试对听到的语音材料音量大小(而非语义内容)进行判断。实验由被试自行按键决定开始,在每次显示提示语后按"↑"键或"↓"键判断音量的大小。刺激共包含男女各 4 种(声音大/小,语义大/小),共 8 种语音材料,每组实验进行 320 次语音刺激,具体实验过程如图 2-5 所示。被试每进行 160 次语音刺激休息 1 次,休息时间结束后可自行重新开始实验。

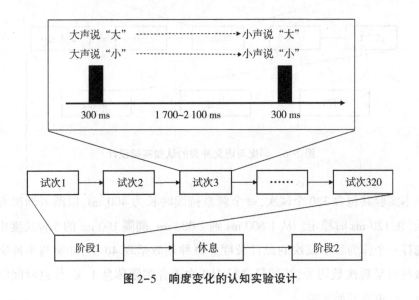

图 2-5　响度变化的认知实验设计

2.3.2.3　响度与语义冲突的听觉时序信息认知实验设计

本次实验研究目的是对响度与语义冲突认知进行研究。在设置实验刺激材料时,准备了代表 4 种认知情况的 4 个实验刺激代码。响度与语义冲突的刺激材料为大声说"小"和小声说"大",对应的刺激代码分别为"10"和"11",简称"冲突";为了对照比较分析,同时设计响度与语义不冲突的刺激材料,分别为大声说"大"和小声说"小",对应的刺激代码分别为"9"和"12",简称"不冲突",语音刺激设置见表 2-2。实验主要关注大声说"大"和大声说"小"以及小声说"大"和小声说"小"。语音音量控制在 60 dB 以下,被试应当快速做出决策。为平衡性别因素,采用男女各 4 种语音,每种语音播放次数均等,各播放 40 次,不冲突和冲突实验各进行 160 次,如图 2-6 所示。

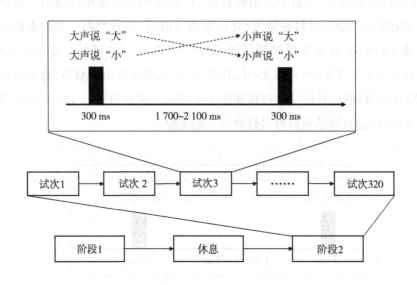

图 2-6　响度与语义冲突的认知实验设计

本实验共包含 320 个试次,每个刺激持续时长为 400 ms,以渐入渐出方式读入,在 120 ms 时稳定。从 1 600 ms 到 2 000 ms,间隔 100 ms 的 5 种长度中随机选择一个作为每个试次的设计长度。每种刺激呈现 40 次,冲突与不冲突的刺激材料呈现次数均等,被试每进行 160 次语音刺激休息 1 次,休息时间结束后可自行重新开始实验。

2.3.3　听觉时序信息认知数据库的建立

在 2.3.2 节中,通过属性复杂度、语义复杂度和时序信息认知加工脑活动复杂度设计了 3 个实验。实验均采用 NeuroScan 64 导联电极帽,采样频率为 1 000 Hz,均采用怪球范式,播放的音频和采集的 EEG 信号数据均由所在研究中心独立完成。在听觉时序信息认知方面,从简单的频率变化音频、动物叫声等新异刺激音频到认知复杂的听觉冲突控制逐层递进设计实验方案,构建了听觉时序信息认知数据库。

2.4　时序信息认知实验结果分析与认知规律总结

通过实验得到了完整可靠的原始数据,之后需要对数据进行离线分析。为了观察大脑认知活动的不同方面,目前常采用的方法包括 EEG 信号的时域特征、时频域特征、偶极子溯源分析,还有事件相关的功率谱、相干、同步分析等,在进行分析之前,需要对 EEG 数据进行预处理。

2.4.1　EEG 数据的预处理

由于 EEG 信号是一种随机性很强、非平稳的生理信号。在分析之前,必须对 EEG 活动以外的各种伪迹进行处理。为了观察大脑认知活动,离线分析过程主要包括以下 4 个步骤:

(1)伪迹剔除。EEG 中明显的伪迹是眼电(EOG),采用平均伪迹回归方法去除眼电。根据协方差估计式计算眼电平均值和其他电极之间的 EEG 的传递系数 b,其中眼电平均值由记录眼动电位变化的电极多次记录而得,具体计算见式(2-2)。

$$b = \mathrm{Cov}(\mathrm{EOG}, \mathrm{EEG}) / \mathrm{Var}(\mathrm{EOG}) \tag{2-2}$$

然后根据式(2-3)对受眼动影响的电极波形进行校正。

$$\mathrm{corrented\ EEG} = \mathrm{original\ EEG} - b \times \mathrm{EOG} \tag{2-3}$$

(2)EEG 分段。对实验过程中的 EEG 信号根据试次长度进行分段。

(3)基线校正。采用刺激前(-200~0 ms)的时间段进行基线校正。

(4)叠加平均。对每一种刺激条件下去除伪迹后的数据进行叠加平均。

2.4.2　基于 ERP 和 ERSP 的 EEG 数据实验结果及分析

EEG 数据的时域处理方法对认知活动通道特异性研究来说尤为重要。

EEG 是一种复杂的信号,诱发的大脑电位变化值往往远小于这些神经元自发活动产生的电位变化值,这使得诱发活动的电位变化被淹没在自发活动的电位变化中。为了将这些诱发电活动提取出来,研究者们通过长期大量的实践,建立了一套适用于消除包括自发脑电噪声在内的其他噪声信号的基于 ERP 的方法。

2.4.2.1 ERP 分析结果

提取听觉时序信息认知实验 EEG 分析的 ERP 成分,观察其认知规律,对同一被试相同刺激条件的各试次间进行叠加平均,再进行 30 Hz 低通数字滤波以去除锯齿形状的噪声,最终获得各被试平均 EEG。可以看出经过两步处理的各被试 EEG 波形之间已经大致呈现相似的 ERP 成分。如图 2-7 所示,从 FZ 电极信号通道叠加平均获得的 ERP 波形来看,新异刺激下 N1 成分的兴奋程度比标准刺激和偏差刺激下的兴奋程度大得多。在 100 ms 左右发生负向偏移,在 120 ms 到 140 ms 处达到最大。可见物理属性对听觉 N1 成分影响较大,频率为 2 000 Hz 的刺激比频率为 1 000 Hz 的刺激对 N1 成分影响更大,新异刺激的影响最大。

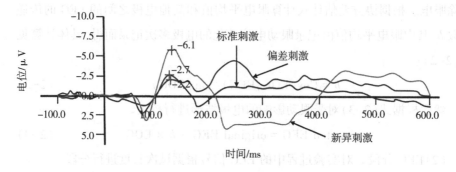

图 2-7 不同刺激下 FZ 电极信号通道的 N1 成分

2.4.2.2 响度与语义冲突认知 EEG 时域分析

听觉 ERP 成分中,最具有代表性的早期成分是 N1 成分,通常在额中央区记录到的 N1 成分幅度最大,在纯音听觉时序信息认知实验和响度变化的听觉时序信息认知实验中分析 N1 成分。CZ 电极信号通道在冲突和不冲突情况下的 ERP 成分如图 2-8 所示,这里主要关注认知加工晚期,可以看出对应的脑地形图存在明显的差异。

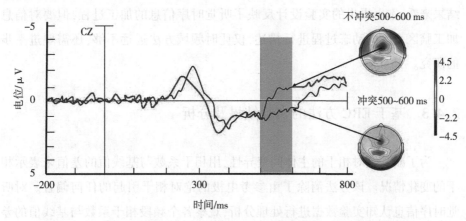

图 2-8　CZ 电极波形对比(冲突/不冲突)及差异显著时的差异波脑地形图

从认知神经科学的角度来解释,认知过程涉及的脑区有额中点处高级联合皮质,前额处高级联合皮质,语言中枢,颞枕叶视觉、听觉初级皮质,额中央区控制运动计划的皮质。加工晚期的能量改变主要涉及大脑皮质后部。

2.4.2.3　ERSP 分析结果

ERSP 是一种时频域分析方法,需通过功率谱估计得到。脑波节律由低到高可以大致分为:$\delta(0.5 \sim 4 \text{ Hz})$,$\theta(4 \sim 8 \text{ Hz})$,$\alpha(8 \sim 13 \text{ Hz})$,$\beta(13 \sim 30 \text{ Hz})$,$\gamma(30 \sim 80 \text{ Hz})$。

研究发现,认知控制主要在前额区进行,因此实验采用前额区的 FCZ 作为分析的电极,对听觉混合冲突任务下的 EEG 信号进行 ERSP 时频分析,采用双尾配对样本 t 检验方法,统计分析结果 p 值小于 0.05 为具有显著性差异。获得 21 个被试的不同频段、不同时间的频谱值,再重新整合获得 13 个时间段的不同频段的 2 种刺激条件下的分组。进一步对 21 个被试不同条件下的数据进行双尾配对样本 t 检验统计。双尾配对样本 t 检验的结果显示只有早期和晚期阶段的 ERSP 差异效应显著,早期阶段涉及 α、θ、δ、β 频段的事件相关去同步化(event-related desynchronization, ERD)和 θ、γ 频段的事件相关同步化(event-related synchronization,ERS)现象,晚期阶段涉及 3.1 ~ 21.0 Hz 和 27.0 ~ 41.0 Hz 的 ERS 现象。说明听觉混合冲突的认知控制在早期可能由任务不相关的加工抑制主导,晚期则由任务相关的响应增强主导。

大脑对信息加工的研究可以从时域和频域两个方面进行。从上面的研究结果来看,本书提出的实验设计反映了听觉时序信息的加工过程,但要对信息加工脑区交互的动态过程进行描述,仅凭时频域方法远远不够,还需要进一步的研究。

2.4.3 基于 ERC 方法的实验结果及分析

为了减少绝对相干的主体间变异性,用相干系数与基线值的差值来表示相干的变化情况。该方法消除了由参考电极的绝对相干引起的任何偏置。对听觉时序信息认知实验数据进行处理分析,观察各个频段相干系数与基线值的差值的变化情况,基线为从 -50 ms 到 0 ms 的均值。为了让相干值呈现正态分布,对相干值进行费希尔 Z 转换,C 为转换后的相干值。根据统计分析,电极 F3 和 F4 分别与本侧听觉区有较大的相干值,而与对侧听觉区有较小的相干值(如 $C_{F3M1} = 0.495$,$C_{F3M2} = 0.152$)。在 α 频段,额颞区与额中央区有显著差异。在低 $\alpha(8 \sim 10$ Hz)和高 $\alpha(10 \sim 13$ Hz)频段,经过重复测量分析和简单效应分析,左侧额颞区、中央颞区在标准刺激和新异刺激下的相干性都比右侧相同区域高(如 $p_{F3M1} = 0.010$,$p_{C3M1} = 0.018$)。为了详细研究听觉区域信息连接情况,基于上述的相干分析,在 α 频段,选择了 M1、M2、F3、F4、C3、C4 六个电极,计算一侧电极对的相干值,电极对分别是 F3M1、F4M2、C3M1、C4M2。由于被试在刺激出现后 300 ms 内没有关于刺激的自主意识,此时被试的 EEG 信号中不包含主动干预的信息,因此,可以只取前 300 ms 的数据进行分析,处理结果是对标准刺激做配对样本 t 检验。在 1 ms 到 300 ms 之间,左侧中央颞区的同步均值($C_{C3M1} = 0.4814$)较左侧额颞区的同步均值($C_{F3M1} = 0.3663$)高,它们之间存在显著性差异($p = 0.021$)。为了使问题清晰化,选择 100 ms 到 150 ms 和 150 ms 到 250 ms 两个时间窗口做相位同步处理。

图 2-9 为 3 种听觉刺激下右侧脑区相干总平均值的百分比。右侧中央颞区在新异刺激下的相干值($C_{C4M2} = 0.5246$)高于在偏差刺激下的相干值($C_{C4M2} = $

$0.3765, p = 0.02$)。在 100 ms 到 150 ms 的时间窗口内,左右两侧的额颞区、额中央区在新异刺激下的相干值($C_{F3M1} = 0.4701, C_{C4M2} = 0.5246$)高于在标准刺激下的相干值($C_{F3M1} = 0.2499, C_{C4M2} = 0.2579, p_{F3M1} = 0.017, p_{C4M2} = 0.008$)。在标准刺激下,左侧中央颞区的相干值($C_{C3M1} = 0.32$)高于额颞区的相干值($C_{F3M1} = 0.249, p = 0.048$)。

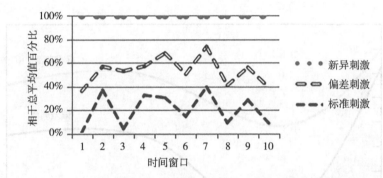

图 2-9　3 种听觉刺激下右侧脑区相干总平均值的百分比堆积折线图

从右侧额颞区、中央颞区的总体情况看,在新异刺激下的相干值高于在偏差刺激下的相干值($p = 0.037$)和在标准刺激下的相干值($p = 0.002$),而在偏差刺激下的相干值又高于在标准刺激下的相干值($p = 0.043$)。在 150 ms 到 250 ms 的时间窗口内,左右额颞区在新异刺激下的相干值($C_{F3M1} = 0.3287, C_{F4M2} = 0.3997$)低于在偏差刺激下的相干值($C_{F3M1} = 0.5209, C_{F4M2} = 0.5254, p = 0.026$)。右侧额颞区在偏差刺激下的相干值($C_{F4M2} = 0.5099$)高于在标准刺激下的相干值($C_{F4M2} = 0.3997, p = 0.046$)。在偏差刺激下,右侧额颞区的相干值($C_{F4M2} = 0.5099$)高于左侧额颞区的相干值($C_{F3M1} = 0.3287, p = 0.026$)。而右侧额颞区、中央颞区在新异刺激下的相干值和在偏差刺激下的相干值都比在标准刺激下的相干值高($p = 0.003, p = 0.035$),左侧额颞区、中央颞区在新异刺激下的相干值比在偏差刺激下的相干值高($p = 0.044$)。对同一种刺激、同一个电极在上述两个时间窗口内进行比较,在标准刺激下左侧额颞区(F3M1)在 T_2 时刻($150 \sim 250$ ms)($p = 0.4494$)的相干值高于 T_1 时刻($100 \sim 150$ ms)($p = 0.2499$)的相干值($p = 0.048$)。左侧中央颞区(C3M1)($T_1: C_{C3M1} = 0.3201, T_2: C_{C3M1} = 0.5476, p = 0.024$)与右侧额颞区(F4M2)($T_1: C_{F4M2} = 0.2946, T_2: C_{F4M2} = $

0.3997,$p=0.036$)同样存在这样的情况。

在偏差刺激下,右侧中央颞区(C4M2)在 T_1 时刻的相干值低于 T_2 时刻的相干值(T_1: $C_{C4M2}=0.3765$, T_2: $C_{C4M2}=0.5155$,$p=0.018$)。在上述分析中,如图 2-10 所示,发现在低 α 频段(8~10 Hz),标准刺激与偏差刺激下的 F4M2 电极对的相干值显著不同($p=0.035$),说明右侧脑区的额颞区对声音的频率属性更为敏感。

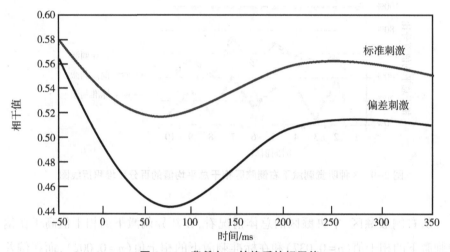

图 2-10　费希尔 Z 转换后的相干值

对从刺激前 50 ms 到刺激后 550 ms 的时间段进行分段,对每个事件的 F4M2 电极对进行相干特征提取,共 302 维。为了优化特征集,采用遗传算法对特征进行降维以去掉冗余信息,将 F4M2 电极对的相干值编码成由二进制数 0 和 1 组成的有限长度的字符串并作为参数集。初始种群个体数 N 为 60,对产生的新一代群体进行重新评价、选择、杂交和变异,最高迭代达到 300 代。遗传算法的计算过程见算法 2-1。

采用开源支持向量机库(a library for support vector machines, LIBSVM)实现支持向量机分类器。首先,对于单个被试,采用 2 种样本刺激训练模型(标准刺激、偏差刺激),分类识别率见表 2-3;其次,选取 10 个被试进行同样的方法分析,训练集为 600 个标准听觉刺激和 100 个偏差刺激,测试组为 213 个标准刺激和 34 个偏差刺激,选择高斯混合模型(Gaussian mixture model,GMM)分类器进行对比分析,结果见表 2-4;最后,特征选择子集的个数为 13 维,选择的特征集中在 100~150 ms 和 250~300 ms 的时间段。

表 2-3　单个被试的分类识别率结果

	被试 1	被试 2	被试 3	被试 4	被试 5
识别率	93.2%	87.2%	93.1%	93.8%	86.1%

表 2-4　不同方法的 10 个被试分类识别率结果

	高斯混合模型	支持向量机	遗传算法+支持向量机
识别率	53.8%	82.8%	86.6%

2.4.4　时序信息认知规律总结

2.4.4.1　EEG 数据分析方法

总结 1：单通道信号时频分析不能观察大脑的空间交互情况。

在 ERP 和时频分析时，大脑的每个部分都具有独特的功能，最简单的任务也需要很多脑区协作才能完成。在时域、频域分析时，只能研究单通道信号的时间序列规律，不能观察脑区或者不同电极之间的交互情况，尤其是在某一时刻的信息交互情况。传统方法无法分析时序信息加工时脑区交互的动态情况，而本书提出的基于 ERC 功能连接的 EEG 数据分析方法可以量化电极之间的同步情况，表征脑区之间的交互情况。

总结 2：无法发现个体差异问题。

经典 ERP 时域和频域能量的 EEG 数据分析方法可以精准分析 EEG 信号诱发的信息，但这些方法的分析依赖于多被试、多试次实验结果的叠加平均，在应用于不同任务、不同被试时可能会存在显著差异。在响度与语义冲突的实验中，不同被试对于冲突的反应时间有所差异，说明个体对于听觉时序信息的处理能力不同，基于时域或频域的分析方法很难发现这种情况，而本书提出的新的分析方法可以对个体差异进行分析。

2.4.4.2　时序信息认知规律

听觉时序信息认知规律的发现为后续研究打下了坚实的理论基础，通过无

语义、响度与语义冲突听觉时序信息实验诱发的 EEG 活动分析,发现以下规律:

规律 1:听觉时序信息认知具有脑区交互与频段差异规律。

根据基于 ERC 的 EEG 数据分析方法得出的结果,在无语义的听觉时序信息认知实验中,不同频率的左右脑同步情况不同,在低 α 频段,右侧额颞区的交互程度显著高于左侧额颞区的交互程度。由表 2-3 可以得出结论,不同频段的脑区同步情况不一致,EEG 信号同步情况具有频段差异。从 ERP 和时频分析的结果可以看出,大脑对声音的反应时限很短,在毫秒级,在以后的研究中可以充分考虑这点。

规律 2:时序信息认知具有动态演化规律。

在使用 ERC 方法分析 EEG 数据时,EEG 信号的同步情况具有一定的时序性,从表 2-3 可以看出,认知过程的时序动态性不仅体现在时间上,也体现在空间上。听觉时序信息的变化很明显,且具有内在的神经生物学基础,但具体的变化规律如何表述,能否找到一个适当的指标进行量化仍需进一步研究。

2.5 本章小结

针对如何表征时序信息认知过程中神经元间信息交互情况的问题,提出基于 ERC 功能连接的时序信息认知脑区交互情况表达方法。提出基于 ERC 功能连接的 EEG 信号分析方法,发现了无语义纯音频率变化听觉时序信息的额颞区信息交互频繁,并依据认知规律提出基于遗传算法的 ERC 方法对 EEG 信号进行分类。针对听觉时序信息音频特征复杂的问题,采用 MSCC 瞬时频域特征的分析方法,完成对刺激材料的初步选择,提出了从属性复杂度、语义复杂度、时序信息认知加工脑活动复杂度三维层进的听觉时序信息认知实验设计方案。需要指出的是,虽然本章提出的方法在时序信息认知的 EEG 信号分类上取得了较好的效果,但是基于 EEG 信号的功能连接测量方法远远不能满足基于全脑 EEG 信号的脑功能网络构建的要求,后续的研究工作将集中在如何量化 EEG 信号之间的连通关系以及如何构建脑功能网络模型上。

第 3 章　面向时序信息认知的
动态脑功能网络构建方法研究

3.1　引言

　　人类大脑的结构以及功能连接模式使得大脑具有强大的信息分化与整合功能,如何揭示这种功能和找出大脑加工时序信息时的认知规律与加工机制是我们研究的重点。通过第 2 章的分析可知,单一电极的 ERP 分析方法或时频分析方法不能对脑区信息交互及动态演化进行分析。功能连接模式可以识别不同的信息加工类型,这表明功能连接的变化在一定程度上源于神经元变化,可以通过功能连接方法表征认知过程的动态演化。本书提出应用动态脑功能网络方法表征认知过程中神经元的快速变化。动态脑功能网络方法的研究主要分为两个方面:动态脑功能网络的构建和动态脑功能网络的动态分析方法。

　　可通过基于 EEG 信号的脑功能网络来评估脑区之间的信息交互情况。因 EEG 具有时间分辨率超高的优点,故适合用于研究高级认知过程中脑功能网络的快速动态变化。基于 EEG 的脑功能网络研究大部分利用头皮 EEG 信号来构建脑功能连接,但构建过程中仍面临着几个关键问题。第一,如何在短时窗内准确量化多通道信号之间的连通关系,目前量化方法有很多,有些方法在信号分析时窗变短时估计误差会变大。小波方法是公认能够精确提取 EEG 信号时频信息的方法,但应用时,还存在着小波基选择与参数优化等具体问题需要解决。第二,如何确定用于构建脑功能网络的阈值是研究的重要内容,目前有多种阈值选择方法,但这些方法大多基于经验假设,尚无让人信服的设定阈值的方法。本书提出动态脑功能网络构建方法体系,表达神经元生理活动的时序统计关系,从宏观尺度表征大脑脑区认知过程的信息交互关系。

通过第 2 章的研究发现,听觉时序信息认知具有频段差异。本章对 EEG 各个通道、频段的信号之间的关系进行量化。在 3.2 节中,提出基于 SEW-Coh 的动态脑功能网络构建方法。针对小波基参数的优化问题,提出基于香农熵的 EEG 信号小波变换处理方法,以及基于 ResNet 的脑网络指数确定阈值方法,以保持原始数据的线性特性。在 3.3 节中,对构建的动态脑功能网络的准确度进行评价,提出基于网络拓扑属性的 NCI 评价指标,对多种量化 EEG 信号关系的方法进行评价。在 3.4 节中,对本书所提出的方法进行实验与结果分析。

3.2 基于 SEW-Coh 的动态脑功能网络构建方法

EEG 信号可用于评估脑区之间的信息交互关系。在传统 EEG 信号脑功能连接方法中,未考虑 EEG 信号的时序性和信息交互关系。本书在脑功能网络构建过程中,利用小波相干来衡量信号之间的统计学依赖关系。首先,利用小波变换计算 EEG 信号的时频信息;其次,基于相干的方法计算信号之间的连通关系;最后,为了去掉网络中的虚假连接,需要找到合适的阈值确定方法,进行阈值化操作,得到不同频段脑功能网络的时序序列,为后续分析做准备。

脑功能网络主要关注不同脑区的功能是否存在联系,已经成为表征不同脑区之间协同运转模式的主要模型之一,具有时间依赖性。大脑神经元会产生同步振荡,用能够量化神经元振荡同步化程度的脑功能连接方法来研究这种振荡机制是非常合适的。在选取同步测量的方法时会冲突,功能连接估计值结果也会冲突,因此,在对时序信号进行处理的过程中,如何准确地找到信号中时频等方面的物理属性与时序信息之间的对应关系,以及了解大脑对时序信息的处理加工机制是目前研究的重点和难点。

3.2.1 动态脑功能网络的构建流程

时序信息认知问题是在时间维度上对信息进行处理,如何体现动态性是研究的重点。本书提出如图 3-1 所示的动态脑功能网络构建方法,以表征认知过程中脑功能网络的毫秒级快速重构,重现动态演化认知过程,通过新的信号处理方法来充分估计大脑皮质网络。

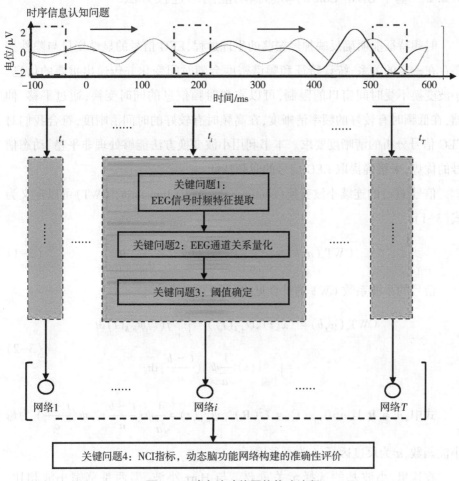

图 3-1   动态脑功能网络构建流程

时序信息的认知活动可被 EEG 信号捕获,通过脑功能网络构建方法,将研究时序信息认知的问题转化为研究动态脑功能网络时序序列的问题。在构建流程中,具体的研究内容包括 4 个关键点:采用小波变换的 EEG 信号处理方法对 EEG 信号时域、频域等时频特征进行精确提取;根据研究目的的不同,对特征进行相关或者相干计算,实现 EEG 信号通道之间关系的准确量化;确定阈值,实现脑功能网络的二值矩阵构建过程;提出基于拓扑参数属性的 NCI 评价指标,以评价脑功能网络的准确度和构建方法的有效性。

3.2.2 基于 SEW-Coh 的动态脑功能网络连接方法

时频特征能明确反映神经振荡的生理过程,EEG 信号的显性变量与隐性振荡存在一定的关系,统计特征和频谱密度会随时间变化并传递出重要的信息。小波变换不受时间窗口的限制,可以实现时频信息的同时变换,通过平移、伸缩,在低频时有较好的频率清晰度,在高频时有较好的时间清晰度,符合我们对 EEG 信号分析的清晰度要求。本书利用小波变换方法能够处理非平稳、动态信号的优势,来精确提取 EEG 信号的时频特征。

信号 $x(t)$ 的连续小波变换(continuous wavelet transform,CWT)可以定义为式(3-1)。

$$\mathrm{CWT}_x(a,b) = \frac{1}{\sqrt{|a|}} \int_{-\infty}^{+\infty} x(t) \psi^*\left(\frac{t-b}{a}\right) \mathrm{d}t \tag{3-1}$$

信号的小波系数 CWT 的计算见式(3-2)。

$$\mathrm{CWT}_x(a,b) = \langle x(t), \psi_{a,b}(t) \rangle = \int_{-\infty}^{\infty} f(t) \psi_{a,b}^*(t) \mathrm{d}t$$

$$= \int_{-\infty}^{\infty} x(t) \frac{1}{\sqrt{a}} \psi^*\left(\frac{t-b}{a}\right) \mathrm{d}t \tag{3-2}$$

式中,$a \in \mathbf{R}$ 且 $a>0$,$x(t) \in L^2(\mathbf{R})$,$\psi_{a,b}(t) = \frac{1}{\sqrt{a}} \psi\left(\frac{t-b}{a}\right)$,$\psi\left(\frac{t-b}{a}\right)$ 为母小波函数,a 为尺度因子,b 为平移因子。

在这里,小波基的选择至关重要。与 Harr 小波、墨西哥草帽小波相比,Morlet 小波与 EEG 信号在形状上更接近,其在 EEG 信号分析中的应用更广泛。Morlet 小波变换方法对于监测时变、瞬态信号非常有效,具有良好的时间聚集性以及较高的频率分辨率。为了确定 Morlet 小波的形状,本书利用香农熵优化小波基参数。香农熵是基于时域的熵,其中概率分布 p_i 的计算式见式(3-3)。

$$p_i = \frac{|\mathrm{CWT}_x(a_i,b)|}{\sum_{j=1}^{M} |\mathrm{CWT}_x(a_j,b)|} \tag{3-3}$$

式中，$\mathrm{CWT}_x(a_i,b)$ 代表某个尺度下的小波系数，分母表示对应 M 个尺度下的小波变换构成的系数矩阵。根据香农熵定义，p_i 值最小时，最小香农熵对应的母小波和 EEG 信号特征成分最相似，可根据 p_i 值找到最合适的小波基形状。如图 3-2 所示，采用听觉时序信息认知实验中 EEG 信号的 100 ms 数据，两条线分别代表优化前后的量化同步结果和实际同步的标准差，很容易得出优化后的结果优于没有优化的结果的结论。通过香农熵优化小波基参数的方法可以更加精确地提取 EEG 信号的时频特征，因此在后续构建脑网络的过程中，都采用这个方法直接对参数进行优化。

总的来说，小波的参数决定了连续小波变换的时频分辨率，所以必须仔细调整这些参数以获得更好的时频表达。小波基参数优化方法可以实现时域、频域同时精确定位，达到提取 EEG 信号时频特征的目的。

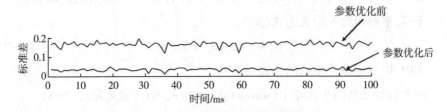

图 3-2　小波参数优化前后同步结果对比

脑功能连接是在宏观尺度探索大脑活动的有效工具。然而，容积效应降低了研究结果的确定性，并影响了随后的解释，EEG 信号可以采用哪种方法来量化这种连通性尚没有明确的答案。接下来的关键问题是如何基于时频特征量化 EEG 信号之间的关系。目前，基于小波的量化方法有小波实部相关、小波局部相关、小波互相关和小波相干方法。前面几种方法比较经典，在这里重点阐述一下小波相干方法。

3.2.2.1　小波相干的脑功能网络连接方法

本书利用小波谱来对 EEG 信号进行特征提取。小波谱通过对连续频谱进行离散化，将其分成若干频段分量，形成该频段下特定尺度的特征信息。该方法能够在时域空间中识别信号突变的时间，还能在频域空间中提取信号突变的频段，可以在不同空间中对信号进行特征提取。对于信号 $x(t)$、$y(t)$ 以及对应

的小波系数 $\mathrm{CWT}_x(a,b)$ 与 $\mathrm{CWT}_y(a,b)$,可以利用交叉小波谱(wavelet cross spectrum, WCS)来计算 $x(t)$ 和 $y(t)$ 之间的关联性,定义见式(3-4)。

$$\mathrm{WCS}_{x,y}(a,b) = \mathrm{CWT}_x(a,b) \cdot \mathrm{CWT}_y^*(a,b) \tag{3-4}$$

交叉小波谱 $\mathrm{WCS}_{x,y}(a,b)$ 体现了信号之间的相似性。若 $x(t)$ 与 $y(t)$ 信号相同,则 $\mathrm{WCS}_{x,y}(a,b)$ 为小波系数的平方。

在上述计算之前,需要对小波谱进行平滑处理,使之能够更好地提取两个信号间的同步信息。在时间轴上的平滑函数定义见式(3-5)。

$$S_t[\mathrm{CWT}_x(a,b)] = \mathrm{CWT}_x(a,b) * c_1^{-\frac{t^2}{2a^2}} \tag{3-5}$$

式中,c_1 和 $*$ 分别为标准化系数和卷积运算。在尺度轴上的平滑函数见式(3-6)。

$$S_a[\mathrm{CWT}_x(a,b)] = \mathrm{CWT}_x(a,b) * c_2\Pi(0.6a) \tag{3-6}$$

式中,c_2 和 c_1 一样,为标准化系数,取 0.9;Π 是一个矩形函数,取 0.6。

于是,平滑函数 S 定义为式(3-7)。

$$S(W) = S_a[S_t(W)] \tag{3-7}$$

式中,W 为小波变换后的小波谱。

两个信号之间的小波相干(wavelet coherence, WC)定义为式(3-8)。

$$\mathrm{WC}_{xy}(a,b) = \frac{S[\mathrm{WCS}_{xy}(a,b)]}{\sqrt{S[\,|\mathrm{CWT}_x(a,b)|^2]}\,\sqrt{S[\,|\mathrm{CWT}_y(a,b)|^2]}} \tag{3-8}$$

式中,$\mathrm{WC}_{xy}(a,b)$ 的值在 0 和 1 之间。若其值为 0,说明两个信号在相同时刻的各频率成分无关;若其值为 1,说明两个信号完全相关。

提出了一种基于香农熵的快速优化算法以获得最优 Morlet 小波形状参数,并获得相应的小波系数,再通过卷积的方法对这些系数进行平滑,然后利用优化后的小波系数计算小波相干值并对 EEG 信号的关系进行量化。与其他方法相比,本方法能够精确测量大脑的活动,发现脑区之间的交互关系,了解大脑在处理信息时的功能整合和分离情况,可以用来发现新的大脑认知过程的动态演化规律。其他方法如同步似然法构建的脑网络计算复杂度高;相位锁定值方法只考虑相位信息。而本书提出的方法能很好地提取信号的时频特征,没有固定窗口的限制。同时,与小波相关、小波互相关等小波方法相比,SEW-Coh 方法对信号的关系量化更加精确,更能发现认知的动态演化规律。具体算法见算法3-1。

算法 3-1　自适应小波相干算法

输入：EEG 信号 $x(t)$、$y(t)$

输出：信号之间的小波相干值 WC_{xy}

---

1. **While** 获取两个 EEG 信号 $x(t)$、$y(t)$ **do**

2. 计算可使香农熵 $H(CWT)$ 最小的每个信号的形状参数 a_i

$$H(CWT) = -\sum_{i=1}^{n} p_i \lg p_i$$，其中概率分布 $p_i = |CWT_f(a_i,b)| / \sum_{j=1}^{M} CWT_f(a_j,b)$

3. 计算信号 $x(t)$ 在形状参数 a_i 下的小波系数 CWT_f，生成小波谱

4. 平滑小波谱

5. 计算信号 $y(t)$ 在形状参数 a_i 下的小波系数 CWT_y，生成小波谱

6. 平滑信号 $y(t)$ 小波谱

7. 计算交叉小波谱 WCS_{xy}

8. 对交叉小波谱进行平滑处理

9. 计算小波相干 WC_{xy}

10. **end**

EEG 信号的小波相干计算结果能够在时间维度上对应频率信息。在非平稳时间序列分析中,小波相干可以很好地反映两个不同时间序列变化情况的相关性。小波相干一般反映序列间周期性变化趋势的一致性,但不直接反映变化周期的强度关系,这与我们想要表征认知的动态演化过程的目的正好相符。

3.2.2.2　功能性连接指标比较分析

EEG 信号中的特征信息频率分布是不均匀的,会随着时间而变化。基于小波常见的功能性连接指标有小波实部相关、小波局部相关、小波互相关、小波相干。为了能够评价不同的相关、相干同步性量化方法,利用混沌埃农映射获得可以控制同步的仿真信号并与真实的 EEG 信号进行叠加,以对多种连通性指标进行分析。模拟产生一对单向耦合的 $x(t)$、$y(t)$ 信号,见式(3-9)、式(3-10)。

$$x(k+1) = 1.4 + bx(k) - x^2(k) \tag{3-9}$$

$$y(k+1) = 1.4 + dy(k-1) - [\mu x(k) + (1-\mu)y(k)]y(k) \tag{3-10}$$

根据同步稳定性指标,采用常用的三种不同情况信号:一种是两个完全相

同的信号（$b = d = 0.3$），另两种是不相同的信号（$b = 0.3$，$d = 0.1$ 和 $b = 0.1$，$d = 0.3$）。一般来说，使用 μ 来控制两个信号的相关性和独立性，$\mu = 0$ 表示完全独立，$\mu = 1$ 表示完全同步。

计算小波实部相关、小波局部相关、小波互相关、小波相干方法量化同步结果和实际同步程度的标准差。小波局部相关系数量化同步的效果最差，标准差波动较大，实部小波相关系数量化同步的效果明显优于小波局部相关，小波相干方法明显优于其他方法。从结果可以看出，小波相干方法可以在时频域同时实现信号同步结果的表达，并且在准确性方面优于另外三种方法。

3.2.3　基于 ResNet 的动态脑功能网络阈值确定方法

选择阈值的目的是保留显著的连接，通常通过对这些矩阵进行阈值化来区分真正的功能连接和伪功能连接。如图 3-3 所示，提出脑网络指数的阈值确定方法，并与大津阈值确定方法和小世界属性阈值确定方法进行比较。与传统的阈值确定方法相比，本书提出的方法可以有效解决阈值求解计算烦琐和不确定性大的问题。

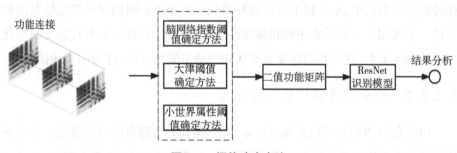

图 3-3　阈值确定方法

3.2.3.1　基于网络密度和平均度的阈值确定方法

目前，没有统一的阈值确定方法，最常用的方法是根据网络密度和网络平均度属性确定阈值，需满足两个条件：$K > 2\ln N$，$D < 50\%$。

定义 3.1　网络平均度（K）：网络中所有节点的度的和与节点个数的比值。

定义 3.2　网络密度（D）：网络中所有节点的度的和与网络完全图中边的

个数的比值。

K 为网络平均度,见式(3-11)。

$$K = \frac{1}{N} \sum_{i=1}^{N} k_i \qquad (3-11)$$

D 为网络密度,见式(3-12)。

$$D = \frac{1}{N(N-1)} \sum_{i=1}^{N} k_i \qquad (3-12)$$

式中,k_i 为第 i 个节点的度,N 为网络中节点的个数。在这种方法中,如果阈值依据平均度取固定值,那么网络中的连接数也同样固定,这会在网络中加入不存在的连接并删除有相关性的边。计算后确定的阈值是一个可供选择的区间,不是一个具体的值。本章提出基于聚类系数和特征路径长度的自适应脑网络指数阈值确定方法。

3.2.3.2　基于自适应脑网络指数的阈值确定方法

神经元节点之间连接的特征路径长度较短,传递效率都很高。人类脑网络所具有高聚类和高全局效率的属性称为小世界属性。有研究根据小世界属性进行阈值的选择,但这种方法通常通过生成若干随机网络来对聚类系数和特征路径长度进行计算,有很大的不确定性。针对这个问题,我们提出基于脑网络指数的方法,选择使脑网络具有最强的小世界属性的最终阈值,以保持原始数据的线性特性。

定义 3.3　脑网络指数:在不同阈值下,相邻阈值 $(t, t-1)$ 构建的二值网络的聚类系数与平均路径长度的比值的差异,该差异最大时对应阈值 t。

对整个认知过程进行分窗平均处理,对每个被试的同一窗长数据进行平均,消除被试差异。计算每种刺激下每个窗长的网络的聚类系数 C 和平均路径长度 L,利用式(3-13)计算其比值。

$$\sigma_t = \max \left(\frac{C_t}{L_t} - \frac{C_{t-1}}{L_{t-1}} \right), L \neq 0 \qquad (3-13)$$

为了验证本方法的有效性,面向响度与语义冲突实验数据,针对不同阈值确定方法设计了后续实验。

3.2.3.3　实验结果及分析

依据阈值对关联矩阵中的边进行定义,建立脑功能网络,大于阈值的边的值设为 1,小于阈值的边的值设为 0。为了验证不同阈值确定方法,采用响度与语义冲突实验提出的基于 ResNet 的脑功能网络矩阵的分类方法,采用不同的阈值确定方法生成二值脑功能网络。针对响度与语义冲突实验的 EEG 信号 α 频段的小波相干脑网络,通过小世界属性阈值确定方法、大津阈值确定方法和自适应脑网络指数方法生成二值脑功能网络。其中,小世界属性阈值确定方法确定的阈值对于每个时间窗口网络二值化来说普遍较大(平均值为 0.85),容易造成脑网络的不连通,不予以采用。而大津阈值确定方法确定的阈值太小(平均值为 0.6),容易造成脑功能网络中边的增多,导致数据冗余。

使用脑网络指数、大津阈值确定方法构建二值脑功能网络,将一个被试在不同时窗的二值脑功能网络作为训练测试样本,训练集与测试集样本数与 2.3.2 节一致,使用 ResNet 进行分类分析。实验结果表明,大津阈值确定方法识别率较低,为 50%~75%,自适应脑网络指数方法的识别率达 90%。由此可见,本书提出的阈值确定方法能够有效地体现不同刺激的认知过程,同时去掉了冗余的数据,减少了脑功能网络分析时的工作量。

3.3　基于 NCI 的动态脑功能网络准确度的评价

不同构建方法对脑功能网络的解释不同,但同一方法构建的同一种刺激任务的脑功能网络在网络拓扑属性上具有相似性。因此,利用皮尔逊相关系数来评价这种相似性程度,提出基于网络拓扑属性的 NCI 评价指标,以对动态脑功能网络构建的准确度进行评价。

评价指标考虑相邻节点间的相互作用以及层间因素对节点的影响。提出基于网络拓扑属性的层内和层间联合计算指标,层内网络拓扑属性包括全局效率、局部效率、最短路径长度和聚类系数,层间网络拓扑属性采用多层 NF 相似性进行计算。

3.3.1　基于多层 NF 相似性的层间拓扑属性

NF 相似性是衡量认知过程脑功能网络中节点激活程度的重要特性,其核心特征为认知任务相同,则节点激活程度相似。根据这个特征,优秀的脑功能网络构建方法能较好地表达这种相似性。本书采用 Kivela 提出的多层网络的广义定义,把在同一种刺激下、同一个频段、同一种计算方法所构建出来的时序脑功能网络看成一组时序上的多层网络。

定义 3.4　节点波动(node fluctuation,NF):一个认知进程对应一个多层脑功能网络序列,计算单序列中的多个网络矩阵中同一个节点的相关关系,以描述该节点在整个时间序列中的动态变化情况,该动态变化情况称为节点波动。

具体过程为:第一步,将时间窗口 s 对应网络中的节点 i 链接到相邻时间窗口 $s-1$ 和 $s+1$ 对应网络中的节点 i,采用皮尔逊相关方法计算,将每个节点链接到所有其他网络中的自身节点,生成该节点的邻接矩阵。节点个数为 64 个,所以矩阵个数为 64 个。第二步,每个矩阵代表这个节点在整个单序列脑网络中时间进程的变化情况,采用每个节点的邻接矩阵标准差来表示单个节点的波动情况。

NF 指标的计算有两个关键步骤,一个是相关计算,一个是标准差计算,分别对应电极导联矩阵和时间矩阵。

图 3-4 所示的 NF 指标计算方法对应算法 3-2,算法面向的对象是单独被试。某一任务刺激下,在特定的频段,脑功能网络矩阵可以表示为一系列时间序列矩阵,序列中每个矩阵均为多个电极对之间的关系矩阵。在算法计算过程中,通过时间序列中不同时间的矩阵之间的皮尔逊相关计算,生成每个节点的时间与时间的相关矩阵。经过所得矩阵的标准差计算,算法中 9 行到 11 行得出的结果是每个节点的 NF 值,该值也代表这个节点对应脑区在认知过程中的激活情况,计算结果因选择认知过程的时间区间不同而不同。

NF 指标计算方法从侧面反映了基于滑动窗口的分析结果是一组时间进程,显示了整个大脑跨区域互动的时间变化,以观察脑区之间变化的同步性。考虑到行为在生理状态与人格等方面具有明显的长期稳定性,NF 指标可以揭示认知过程动态的某一方面,这些特性都可以使 NF 指标作为 NCI 评价指标的属性之一。因此,可以计算相同刺激或任务认知下不同方法构建网络的 NF 值以验证该方法的稳定性。

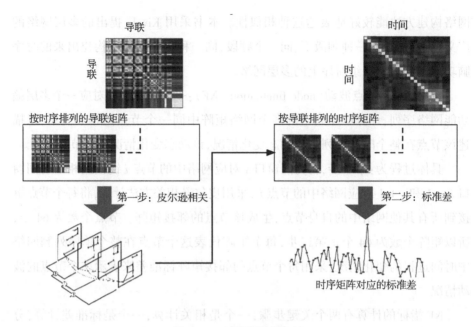

图 3-4　NF 指标计算方法

算法 3-2　NF 指标计算方法

输入：被试 S，刺激事件码 e，频段 ω，脑功能网络矩阵 $\boldsymbol{M}(M_{e\omega 1}, M_{e\omega 2}, \cdots, M_{e\omega N})$

输出：每个节点的标准差

---

1. $\boldsymbol{M}(M_{e\omega 1}, M_{e\omega 2}, \cdots, M_{e\omega N}); A\{\} \leftarrow 0; \text{std} \leftarrow 0$

2. **for** $i_1 = 1$ to N **do**

3. 　　**for** $q = 1$ to N **do**

4. 　　　　$\boldsymbol{a} \leftarrow A\{i_1, 1\}; \boldsymbol{b} \leftarrow A\{q, 1\}$

5. 　　　　计算每个矩阵中同一个节点的相关性：$m(i_1, q) \leftarrow \text{corr2}[\boldsymbol{a}(j,:), \boldsymbol{b}(j,:)]$

6. 　　**end**

7. 得到一个节点对应的相关矩阵（横、纵坐标为时间窗的个数）：$\boldsymbol{M}\{j\} \leftarrow m$

8. **end**

9. **for** $i_2 = 1$ to 64 **do**

10. 计算每个节点对应矩阵的标准差，得到 NF 指标 $\text{std}(i_2) \leftarrow \text{std2}(\boldsymbol{M}\{i_2\})$

11. **end**

　　如图 3-5 所示，两条曲线代表 2.3.2 节实验中一种刺激下不同实验试次构

建的脑功能网络 64 个节点的波动情况,横坐标为节点编号,纵坐标为 NF 值。在采集方式相同、被试身体情况相同的情况下,用皮尔逊相关来衡量两个曲线的相似性,曲线的相似性越高,构建网络的方法越准确。

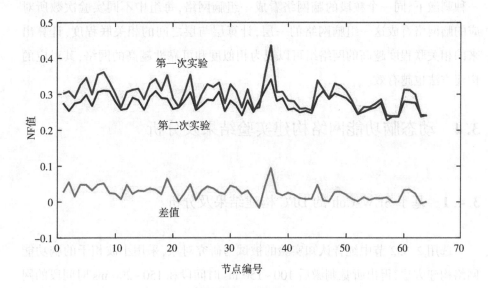

图 3-5　相同刺激类型的两次实验的 NF 值

3.3.2　NCI 评价指标定义方法

脑功能网络的准确度指标由层内指标和层间指标共同计算。首先,对层内和层间指标进行计算,具体计算方法见式(3-14)。

$$b = \frac{1}{n-1} \left(\sum_{p=1}^{n-1} c_p, \sum_{p=1}^{n-1} g_p, \sum_{p=1}^{n-1} l_p, \sum_{p=1}^{n-1} r_p, \sum_{p=1}^{n-1} \mathrm{NF}_p \right) \qquad (3-14)$$

式中,n 为网络层数;p 表示相邻多层网络的序号;c_p 表示网络的聚类系数在不同网络层间的皮尔逊相关系数值;g_p 表示网络的全局效率在不同网络层间的皮尔逊相关系数值;l_p 表示网络的局部效率在不同网络层间的皮尔逊相关系数值;r_p 表示网络的平均最短路径长度在不同网络层间的皮尔逊相关系数值;NF_p 表示层间 NF 的皮尔逊相关系数值。

定义 3.5　网络准确度(network correct index,NCI):在相同被试、相同刺

激、不同实验间的脑功能网络的相似性评价指标。计算方法见式(3-15)。

$$NCI = \sum_{i=1}^{5} \frac{b_i}{5} \tag{3-15}$$

式中,将网络的层内指标和层间指标分别计算后求均值。将同一被试在同一种刺激下、同一个频段的脑网络看成一组脑网络,每组中不同实验次数所对应的脑网络看成这一组脑网络的一层,计算层与层之间的相关联程度,计算出来的相关联程度越高的网络组可以视为相似度和可靠性越高的网络,其对应的构建方法也越有效。

3.4   动态脑功能网络构建实验结果及分析

3.4.1   基于SEW-Coh的DFC构建结果及分析

选用2.3.2节中纯音认知实验的被试为研究对象,采用小波相干的脑功能网络构建方法,得出听觉刺激后100~150 ms时间段和150~200 ms时间段的网络图,以及标准刺激、偏差刺激、新异刺激下的比较图,如图3-6所示。脑网络中节点的大小代表节点的度的大小。

在非注意条件下,大脑对信息的自动加工会产生明显的MMN,这在图3-6中也得以体现,偏差刺激下右侧前额在两个时间段的脑网络图有明显不同。从图3-6中能够看出同一刺激、不同时间窗口和不同刺激、同一时间窗口的网络节点拓扑属性"度"的变化。在同一刺激、不同时间窗口,脑网络的细节表达比全局表达更好,此种方法对于表达在一个时间窗口的脑网络与其他脑区的区别时效果明显。从图3-6中可以看出同一刺激时间序列中脑功能网络前后认知过程的变化,但我们还需从全脑角度表达认知过程。

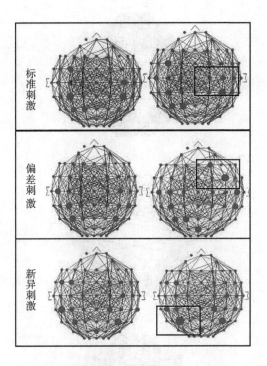

图 3-6　标准刺激、偏差刺激、新异刺激下两个时间窗口的脑网络图

对 2.3.3 节中响度变化的实验数据构建脑功能网络,将 0~100 ms 的时间窗口 t_1 对应的脑功能网络称为 t_1 时刻脑功能网络,将 50~150 ms 的时间窗口 t_2 对应的脑功能网络称为 t_2 时刻脑功能网络,以此类推,直到刺激后的 750 ms,阈值取 0.3,如图 3-7 所示。这里以其中 3 个脑功能网络为例,通过对被试大声说出"大"时形成的 14 个脑网络进行节点的度的分析,构建不同时间窗口内的脑网络。节点越大表示度越大,对应的脑区就越活跃。可以看出在此过程中,左右侧前额是活跃的脑区(9 个度最大的电极节点 F7、F8、FCZ、FT8、M1、M2、P2、POZ、CB1)。对于不同时间窗口,我们也对电极节点的度进行了对比,发现在这个过程中活跃的脑区是左右颞区,如图 3-8 所示。

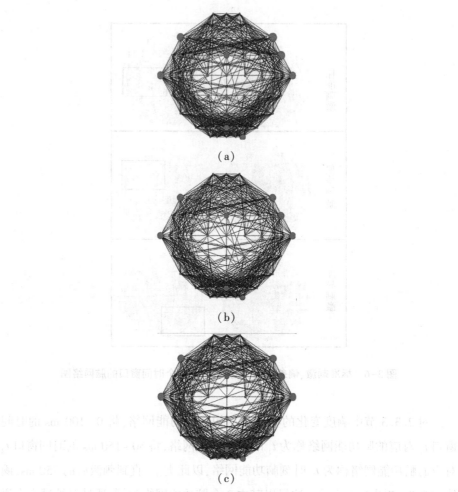

（a）

（b）

（c）

图 3-7　不同时间窗口的脑网络

（a）100~200 ms 时间窗口；（b）250~350 ms 时间窗口；（c）650~750 ms 时间窗口

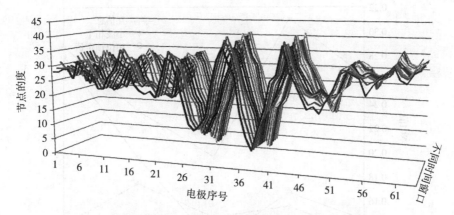

图 3-8　不同时间窗口大声说"大"时脑网络电极节点的度的比较

本书对于响度实验数据的分析主要采用 α 频段,对照以往研究结果,发现听觉信息的加工起源于双前中颞叶,一般以双额 ERP 成分(如 N400)波幅最大,这些在指导性意见中可查,表明动态脑功能网络构建方法体系在实现认知过程的表述方面是有效的。

3.4.2　动态脑功能网络构建方法评价

EEG 区域间连接数据的常用数学描述方法有相位锁定值方法、互信息方法、小波相干方法、非线性测量方法等。相位锁定值方法适合在节点数量少时预定义网络以做假设驱动,相干方法适合识别低频下的同步,而非线性测量方法适合识别高频下的同步。因此,为了评价构建的脑功能网络的准确度,我们选取互信息方法、相位锁定值方法和第 3 章所定义的小波相干方法对脑功能网络进行构建。

实验采用响度与语义冲突实验数据集,计算的 NCI 值的结果如图 3-9 所示,对于相同被试,相位锁定值方法和小波相干方法在多个频段构建的 NCI 值要高于互信息方法,因此从这批数据来看,在 5 个频段内小波相干方法构建的脑网络的准确度要比相位锁定值方法和互信息方法高。

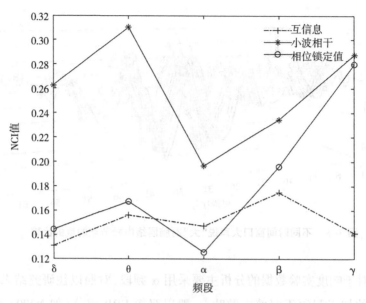

图 3-9　不同方法构建的脑网络的 NCI 值

在用时域方法同以上方法比较时发现,时域方法的 NCI 值最高,证明时域方法是简单实用的构建脑功能网络的方法,但它的缺点在于,时域分析会丢掉频域信息。因此,在构建脑功能网络时,可根据研究目的和数据的不同,采用相应的构建方法。

3.5　本章小结

针对动态脑功能网络构建过程中的关键问题,提出了基于 SEW-Coh 的动态脑功能网络构建体系。针对如何量化 EEG 各通道之间关系的问题,提出了基于香农熵的小波基参数优化方法,来找到适合 EEG 信号的小波基参数形状,以精确提取 EEG 信号时频特征,利用 SEW-Coh 动态脑功能网络构建方法,表征认知过程的信息交互情况;针对脑功能网络的阈值确定问题,提出了基于自适应脑网络指数的阈值确定方法,解决阈值确定过程中计算烦琐和不确定性大的问题;针对如何评价构建脑功能网络的方法是否有效的问题,提出了基于网络拓扑属性的动态脑功能网络 NCI 评价指标,指导脑功能网络的正确构建。

第4章　面向时序信息认知的
动态脑功能网络时空动态演化分析方法

4.1　引言

　　动态脑功能网络主要用于描述大脑功能活动的宏观平均状态,每个节点通常由局部神经元的适当动力学近似组成。空间模式上,大脑网络的分析倾向于关注节点或节点组的属性。时序模式上,时间序列中观测到的复杂系统动力学行为对描述大脑状态具有重要的意义。为了理解大脑跨越时间和空间的内在信息处理过程,本书从时间序列的角度,对节点或者脑区的交互情况进行研究,提出动态脑功能网络时空动态演化分析方法。

　　时间序列上的动态变化情况取决于动态滑动窗口的大小,类似于动画的帧数。在4.2节中,提出基于时间尺度的动态脑功能网络预处理方法,目的是确定滑动窗口以实现认知过程的时空动态演化分析。在4.3节中,为了了解认知过程中脑区激活程度,在时序模式下提出基于模块度变化率的强激活脑区分析方法。在4.4节中,针对脑功能网络分析时数据维度过高、空间结构模糊的问题,提出基于节点嵌入空间距离的分析方法,解决空间模式下节点与投影的低维空间之间的相关联潜在变量的可解释性问题,降低计算复杂度。在4.5节中,利用动态脑功能网络时空动态演化分析方法分析实验结果。

4.2　基于时间尺度的动态脑功能网络预处理方法

Bassett 指出动态网络可以用来理解网络序列随时间的动态变化,解释大脑在更小时间尺度上的活动。在研究中,相对瞬时稳定的网络窗口可以作为时间尺度,但对于如何确定时间尺度这一问题,还需要进一步的研究。时间尺度对应的窗口长度过长可能会丢失有效信息,过短会增加时间和空间的复杂度。为了尽可能找到合适的时间尺度,首先对时间尺度进行初步分析,提出了基于 NF 指标的动态脑功能网络时间尺度确定方法。

4.2.1　时间尺度初步分析

EEG 是一个复杂的信号,提取其正确有效的信息,并对信息进行正确解释是一个难点。主要原因是 EEG 信号具有低信噪比,时间上具有非稳态随机性,另外,被试的 EEG 信号存在个体差异,训练数据有限,因此,在脑功能网络构建时,需要慎重考虑如何选择及预处理 EEG 信号。

在确定时间尺度之前需要明确两个问题。

第一,在第 3 章中提出了动态脑功能网络构建方法,将具体构建脑网络的 EEG 信号分为两种情况进行研究。如图 4-1 所示,一种是基于单个试次实验的 EEG 信号,一种是基于叠加平均的 EEG 信号,相同刺激的不同实验次数用 1 到 N 来表示。不同条件下的 ERP 不同,表明大脑的信息加工过程不同。叠加平均后的脑功能网络提供了分析认知规律的理论基础,单次实验构建的脑功能网络为认知状态的区别和分类提供基础。需要根据不同的研究目的,采用不同的研究方法。

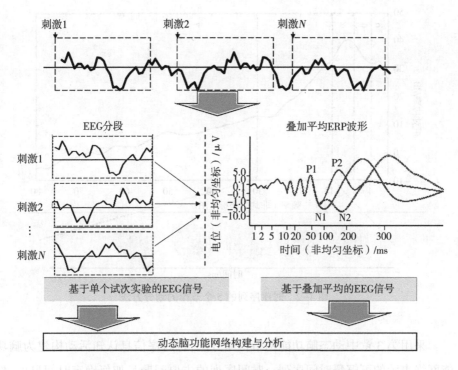

图 4-1　基于不同 EEG 信号的脑功能连接处理方法

第二,EEG 信号存在不同频段的脑波节律,它们与不同的大脑认知过程有关。在这里,使用的频段划分方法如图 4-2 所示,δ(0.5~4 Hz)、θ(4~8 Hz)、α(8~13 Hz)、β(13~30 Hz)、γ(30~80 Hz),对同一时刻、同一频段内的脑功能网络进行平均,得出某一频段内、整个时序过程的脑功能网络序列,便于后期对不同频段的脑功能网络序列分别进行分析。

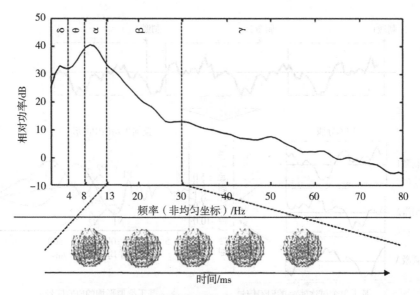

图 4-2　时序序列的 5 个节律的划分方法

采用第 3 章中动态脑功能网络构建方法,将时序信息认知活动构建为脑功能网络表示的可解释时间序列。时间序列的主要问题是如何确定时间尺度,根据 1.2.1 节中对音频刺激的 ERP 研究现状的分析,听觉时序信息在大脑加工时,0 ms 到 60 ms 左右的窗口大小在认知状态和大脑网络拓扑描述方面产生了稳定的结果,因此选择不同的窗口长度进行初步分析。如图 4-3 所示,分窗方法为对应刺激后 50 ms 开始,对应刺激后 50~80 ms、刺激后 50~100 ms、刺激后 50~130 ms 和刺激后 50~150 ms。

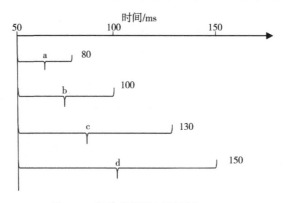

图 4-3　初步分析的时间尺度

在对不同窗口长度的网络进行分析时,基于简单的拓扑属性"度",提出"差异度"的概念以表述不同任务的脑区差异情况。

定义 4.1　差异度:网络中的节点 i 在 x 刺激下的度 $D_x(i)$ 与在 y 刺激下的度 $D_y(i)$ 的差值。用 D_d 表示节点的差异度,即

$$D_d = D_x(i) - D_y(i) \tag{4-1}$$

如图 4-4 所示,脑地形图中节点的值为差异度。在不同任务状态下,同一节点在不同网络中存在不同的度。对两种刺激的脑功能网络中节点的度作差,即可得到该节点的差异度,用以观察不同状态下节点度的差异情况。

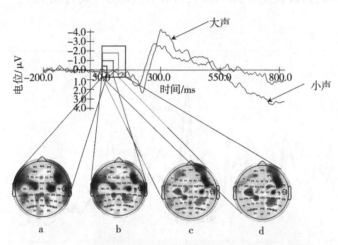

图 4-4　响度差异时不同窗长时间尺度的脑活动分析

差异度量化了单个节点影响网络全局状态的潜力,能反映网络的高度中心化部分。差异度的定义为描述不同认知过程的差异提供了一种简单手段。以 T8 电极为例,从 50 ms 到 80 ms 小声刺激逐渐增强,从 100 ms 到 150 ms 小声刺激与大声刺激对该区域影响逐渐相同。不同窗口长度都能观察到脑区的变化情况,最小尺度 30 ms 和 50 ms 的窗口也能看出脑区的细微变化。针对哪个时间尺度更适合用于研究,提出了基于 NF 指标的时间尺度确定方法。

4.2.2 基于 NF 指标的时间尺度确定方法

为了尽量减少分窗方法对脑功能网络分析的影响,对窗口长度为 30 ms 和 50 ms 构建的脑功能网络计算 NF 指标,具体方法参照 3.3.1 节,具体的计算过程见算法 3-2。使用 2.3.2 节的响度与语义冲突刺激进行实验,如图 4-5 所示,在窗口长度为 30 ms、50 ms 的情况下,脑功能网络得出不同节点的波动情况,采用方差计算来观察 NF 值的波动大小。窗口长度为 50 ms 时,所有节点的方差均为 0.04;窗口长度为 30 ms 时,所有节点的方差均为 0.12。

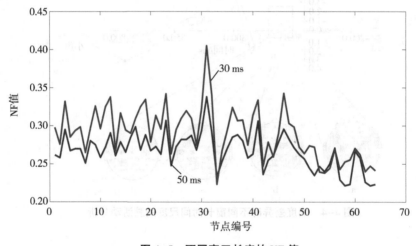

图 4-5　不同窗口长度的 NF 值

窗口长度为 50 ms 时,NF 值波动较小;窗口长度为 30 ms 时,NF 值波动较大,有利于对比认知过程的动态变化。横坐标为节点编号,纵坐标为对应的 NF 值。为了进一步对认知规律和不同刺激的差异进行分析,选择 NF 值较大的窗口长度作为时间尺度的动态窗窗口长度。

4.3　基于强激活脑区的动态脑功能网络时序动态演化分析方法

　　大脑需要单独脑区和脑区间的交互作用来共同完成对外界刺激的复杂处理。比如当听到一个声音时,外来的刺激激活与听力相关的局部网络,并将信息传向其他脑区,各个部位协同完成对刺激的处理,这是从空间角度对大脑变化的描述。从时间序列来看,对时序信息的认知加工是一个非平稳序列,可能含有趋势或者规律等复合型序列,因此,在研究大脑对信息处理的交互作用时,首先要在时间序列上关注大脑状态是如何切换的。针对脑功能网络序列中的动态演化,本书从时域和时频域分别提出强激活脑区发现方法,从时域上提出基于模块度变化率的强激活脑区发现方法,从时频域提出基于 NF 指标的强激活脑区发现方法。

　　定义 4.2　强激活脑区:在对时序信息进行加工时,整个大脑都会有不同程度的活动,活动的区域和强烈程度显著不同,高于选定阈值的脑区称为强激活脑区。阈值确定原则是根据提出的模块度变化率或者 NF 指标,高于其他80%脑区指标值的相应脑区的指标值即为阈值。

4.3.1　基于模块度变化率的强激活脑区分析方法

　　通过 ERP 分析可以发现,在实验中,实验刺激不同,时域的 EEG 幅度也有显著不同,可见 EEG 信号的时域信息是反映认知过程状态的一个重要方面。提出在时域通过模块度变化率表征认知过程的动态演化的方法。

　　模块度的网络切换思想最早在 2018 年应用在 fMRI 数据中,并取得了显著效果。该方法主要考虑网络节点从属于一个模块变化到属于另一个模块的频率,模块度变化频繁的脑区为在时域过程中的强激活脑区。如图 4-6 所示,在时序过程中,在固定窗口长度内计算电极导联的时域相关性来构建脑功能网络。每个相邻脑功能网络切换时,可以通过计算模块度判断每个节点的模块度变化情况,利用脑地形图的表达方法表征每个脑区在整个认知过程中的活跃情况。

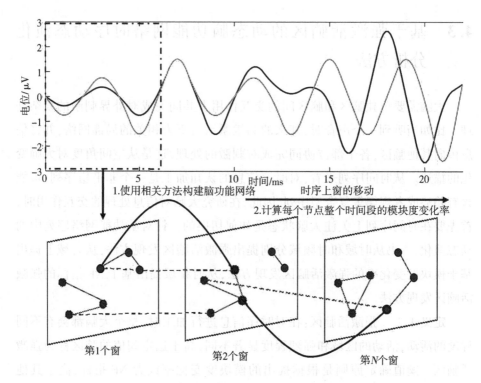

图4-6　基于网络模块度变化率的计算过程

4.3.1.1　时序动态脑功能网络构建

基于皮尔逊相关滑动窗口方法来估计在时间序列上的 EEG 信号连通性。式(4-2)表示在窗口内两个导联 EEG 信号时间序列 $X[t]$ 和 $Y[t]$ 的皮尔逊相关系数 r,式中, $\overline{X}$ 和 $\overline{Y}$ 是样本均值, T 为时间窗口大小, r 的数值范围在-1(不相关)和1(相关)之间。随着窗口在单位时间点上的移动,构建脑功能网络时间序列。

$$r = \frac{\sum_{t=1}^{T} \{X[t] - \overline{X}\} \{Y[t] - \overline{Y}\}}{\sqrt{\sum_{t=1}^{T} \{X[t] - \overline{X}\}^2} \sqrt{\sum_{t=1}^{T} \{Y[t] - \overline{Y}\}^2}} \tag{4-2}$$

基于时域相关方法构建脑网络后,采用模块度方法计算每个时间窗口对应脑网络的模块度划分情况,这里采用 Louvain 社区发现算法。

4.3.1.2　网络模块度变化率

模块度是由 Newman 提出的评价网络中模块划分性能的指标,模块度的值越大代表该网络中模块划分的效果越好。在网络中模块度可以为模块划分提供有用信息,发现模块中节点不同的功能,从而对认知状态进行分析。脑网络的模块度定义为社区发现算法经过多次迭代收敛后的最大模块化程度。一个好的社区应该满足社区内部联系紧密、社区外部联系稀疏的条件。

定义 4.3　模块度变化率:多层模块化在不同网络间的切换情况。多层模块化指标取值范围在 0 到 1 之间,受参数 γ 和 ω 控制,其中 γ 表示网络拓扑强度, ω 表示多层网络各层间的连接强度。多层模块化 Q 的计算式如下:

$$Q(\gamma,\omega) = \frac{1}{2\mu}\sum_{ijsr}\big[\,(A_{ijs} - \gamma_s\frac{k_{is}k_{js}}{2m_s})\delta(M_{is},M_{js}) + \delta(i,j)\omega_{jrs}\big]\delta(M_{is},M_{js})$$

$$(4-3)$$

式中, A_{ijs} 为时间窗口 s 处节点 i 与 j 之间的相关矩阵; k_{is} 为时间窗口 s 处的脑功能连接中,所有与节点 i 相连的边的权值和,也就是节点的度; m_s 为时间窗口 s 处的脑功能连接中,所有节点的 k 值和; M_{is} 和 M_{js} 分别为时间窗口 s 处的脑功能连接中,节点 i 和 j 所属的社区; $\delta(M_i,M_j)$ 和 $\delta(i,j)$ 用来判断 M_i 与 M_j、i 与 j 是否属于同一社区,如果属于同一社区,这两个参数的值取 1,否则取 0; ω 值小表示网络的切换率增加。模块度变化率可以从时序多层的角度衡量网络的变化情况,在时序维度,基于 EEG 信号的脑功能连接可以在毫秒级精度上表达,但在时域计算中缺乏频域信息。因此,提出基于时频脑功能网络的 NF 指标强激活脑区动态演化分析方法。

4.3.2　基于 NF 指标的强激活脑区分析方法

通过第 3 章的动态脑功能网络构建方法,可以在时频域将时序信息认知活动构建为脑功能网络可解释的时间序列,来表征每个脑功能网络的不同状态在时间上的波动。重要的是,节点的连接关系除了依赖当前时间的状态因素,还依赖在一个时间窗口内不同脑功能网络之间的同一节点的变化关系。针对同一频段的脑功能网络序列,具体 NF 指标计算方法如图 4-7 所示。

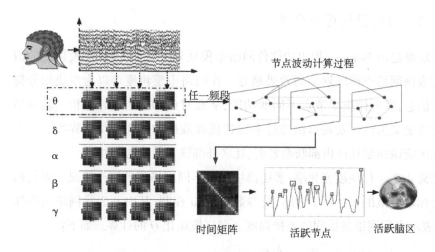

图 4-7   基于 NF 指标的动态脑功能网络分析流程

大脑对刺激信息进行加工时,可以检出与刺激有相对固定时间间隔的生物电反应,即 ERP,ERP 反映了认知过程中大脑的神经电生理变化。经典的 ERP 成分包括 P1、N1、P2、N2、P3。采用 NF 指标方法分析认知过程中信息加工的神经元变化,需要找出认知过程中与刺激相关的神经元活动明显的时段。与第 3 章计算方法显著不同的是,该方法需要根据认知规律将整个认知过程分为几个时间段来分别计算 NF 指标,每个时间段内的 NF 指标计算方法见算法 3-2,N 个时间段得到 $\{NF_1, NF_2, \cdots, NF_N\}$ 指标,分别用脑地形图的方法表征整个认知过程的动态演化。在这里的关键问题是时间段的选择,依据响度与语义冲突实验的 ERP 认知规律的结果和之前研究的 ERP 结果,不同计算指标的显著效应时间段见表 4-1。表中的计算指标 AEP1、AEN1、AEP2、AEN2、AEP3、AELate-SW1、AELate-SW2 等代表认知控制相关的 ERP 计算指标。SP(sustained positivity)为持续的正波计算指标。不同文献分析的时间窗口长度不同,表中时间窗口从刺激后 121 ms 开始。本书主要在短时间窗口内详细分析认知过程的动态变化,该方法通过确认时间片段分割,来估计时间片段内的脑区间的功能连接关系内节点的变化。

表 4-1　不同计算指标的 ERP 实验的显著效应时间段

计算指标	显著效应时间段/ms
Ninc	200~500
SP	500~800
AEP1	121~150
AEN1	181~210
	211~240
AEP2	241~270
	271~300
	301~330
AEN2	331~360
	361~390
AEP3	421~450
AELate-SW1	481~690
AELate-SW2	691~810

因此,确定分窗方案如图 4-8 所示,整个序列为每窗 30 ms,共 27 个窗口,图中第 2 行单位为 ms,比如第 1 个窗口为刺激后 30 ms。

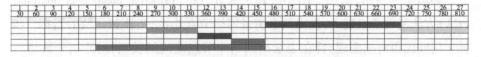

图 4-8　有显著统计意义的时间区间与对应窗口

不同颜色的时间段有显著的统计意义。根据 ERP 结果,将整个认知过程分为四个时间区间:第一个区间为第 1 到第 5 个窗口,对应每个 NF 矩阵为 5×5;第二个区间为第 6 到第 15 个窗口,对应每个 NF 矩阵为 10×10;第三个区间为第 16 到第 23 个窗口,对应每个 NF 矩阵为 8×8;最后一个区间为第 24 到第 27 个窗口,对应每个 NF 矩阵为 4×4。大脑是一种具有时变神经活动和快速变化的神经交互的高度动态系统,这样的时间段划分会促进我们对功能型脑组织如何变化以及不同的基本功能和行为的进一步理解。

4.4　基于节点嵌入空间的动态脑功能网络空间动态演化分析方法

解释大脑功能性网络的基础是对大脑中神经元之间联系的空间布局。神经元有不同的功能,意味着它们之间有着不同的联系和网络嵌入方式。因此,本节提出基于节点嵌入空间的方法来表征脑功能连接的认知分析过程。

4.4.1　节点嵌入空间计算方法

4.4.1.1　节点嵌入空间计算过程

节点嵌入是将图的节点或边映射到一个低维的向量空间中,提供一种具有更低计算复杂度的方法。现有的节点嵌入方法对拓扑中的小扰动极为敏感,且在大脑认知过程中脑活动的动态演化不适合有监督的节点嵌入方法,不能手动标记拓扑特征。本书从图信号处理技术出发,基于以节点为中心的谱图小波扩散,对每个节点进行多维结构嵌入,旨在更好地研究分析复杂信息网络中节点间的联系。

如图4-9所示,采用谱图小波和主成分分析(principal component analysis,PCA)方法实现节点嵌入,提出两个衡量网络节点连接、拓扑和邻域的指标。指标1用欧氏距离来实现,旨在表示出网络中节点之间的关系,对距离矩阵进行相应处理,比如计算距离矩阵均值来表示网络状态的变化;指标2对于大脑认知脑区进行区分与选择,采用k均值聚类的方法,找到功能相同的联合脑区,衡量在固定网络规模时,时序多层网络间,不同脑区、不同刺激的大脑认知状态,期望找到一种适合脑功能连接与认知相互映射的标志物,以使后期的预测或可视化获得较好的表现。

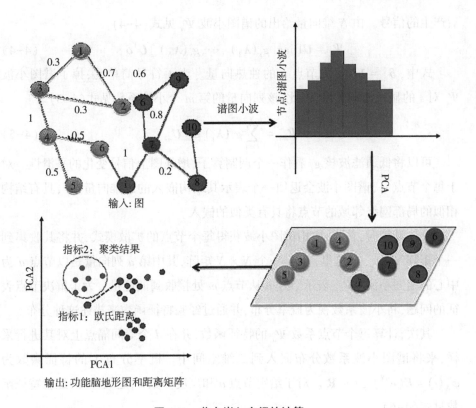

输入: 图

节点谱图小波

谱图小波

PCA

指标2: 聚类结果

PCA2

指标1: 欧氏距离

PCA1

输出: 功能脑地形图和距离矩阵

图 4-9　节点嵌入空间的计算

4.4.1.2　动态脑功能网络节点嵌入空间计算方法

节点嵌入的关键是图表示学习方法,需要通过将高维向量映射到低维空间来很好地描述图的属性,表示出图拓扑、节点连接和节点邻域的关系。采用斯坦福大学于 2018 年提出的谱图小波节点嵌入方法,它是一种利用热小波扩散模式进行低维嵌入来表示每个节点网络邻域的方法。该方法中,节点即使位于网络中不同的部分也可以具有相似的网络邻域。

设 U 为非标准化图拉普拉斯矩阵 L 的特征向量分解,$L = D - A = U\Lambda U^{\mathrm{T}}$,并设 $\lambda_1 < \lambda_2 \leqslant \cdots \leqslant \lambda_N [\Lambda = \mathrm{Diag}(\lambda_1, \cdots, \lambda_N)]$ 为 L 的特征值,D 为度矩阵,A 为邻接矩阵,N 为节点个数。设 g_s 为带尺度参数 s 的滤波核,采用热核 $g_s(\lambda) = e^{-\lambda s}$,这里 s 决定了热量的扩散速度,所以在具体实验时,需要对 s 进行设置。图信号处理定义了与 g_s 相关的谱图小波,即以节点 a 为中心的信号在谱域调制

后产生的信号。由 N 维向量给出的谱图小波 $\boldsymbol{\Psi}_a$ 见式(4-4)。

$$\boldsymbol{\Psi}_a = \boldsymbol{U}\mathrm{Diag}[\,g_s(\lambda_1)\,,\cdots,g_s(\lambda_N)\,]\boldsymbol{U}^{\mathrm{T}}\boldsymbol{\delta}_a \tag{4-4}$$

式中,$\boldsymbol{\delta}_a = 1(a)$ 为节点 a 的独热向量。为了符号简单,去掉了谱图小波 $\boldsymbol{\Psi}_a$ 对 s 的显式依赖关系,因此,该列向量的第 m 个小波系数见式(4-5)。

$$\boldsymbol{\Psi}_{ma} = \sum_{l=1}^{N} g_s(\lambda_l)\,\boldsymbol{U}_{ml}\boldsymbol{U}_{al} \tag{4-5}$$

可以将低通滤波核 g_s 看作一个调制算子,增强图上信号变化的平滑性。对于每个节点 a,谱图小波会返回一个表示其结构嵌入的二维向量 $\boldsymbol{\chi}_a$,具有结构相似的局部网络邻域的节点将具有类似的嵌入。

具体计算时,首先,应用谱图小波获得每个节点的扩散模式,并将其收集到一个矩阵 $\boldsymbol{\Psi}$ 中。在这里,$\boldsymbol{\Psi}$ 是一个 $N \times N$ 矩阵,其中第 a 列向量是以节点 a 为中心的谱图小波。$\boldsymbol{\Psi}_{ma}$ 表示节点 a 从节点 m 处接收到的能量。为了解决节点表征的问题,将小波系数视为概率分布,并通过经验特征函数来描述这种分布。

其次,计算每个节点系数 $\boldsymbol{\Psi}_a$ 的特征函数,并在 d 个等间隔点上对其进行采样,来将谱图小波系数分布嵌入到二维空间中。概率分布 X 的特征函数为 $\varphi_X(t) = E(\mathrm{e}^{itX})$,$t \in \mathbf{R}$。对于给定节点 a 和尺度参数 s,定义 $\boldsymbol{\Psi}_a$ 的经验特征函数见式(4-6)。

$$\varphi_a(t) = \frac{1}{N}\sum_{m=1}^{N} \mathrm{e}^{it\boldsymbol{\Psi}_{ma}} \tag{4-6}$$

最后,在 d 个等间隔点 $t_1,\cdots,t_d$ 处对二维参数函数采样,得到表示节点 a 结构嵌入的二维向量 $\boldsymbol{\chi}_a$,见式(4-7)。

$$\boldsymbol{\chi}_a = \{\mathrm{Re}[\,\varphi_a(t_i)\,],\mathrm{Im}[\,\varphi_a(t_i)\,]\}_{t_1,\cdots,t_d} \tag{4-7}$$

4.4.2 节点嵌入空间表达方式

节点嵌入空间表达方式之一是功能脑地形图。

定义 4.4 功能脑地形图:嵌入空间中脑区的功能是否相同可以通过聚类结果表征,如果功能相同,则在脑地形图中的颜色一致,称为功能脑地形图。

通过这种方式可以观察在一个时窗的脑功能网络内,不同脑区的功能整合情况如图 4-10 所示。

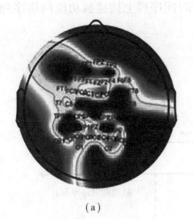
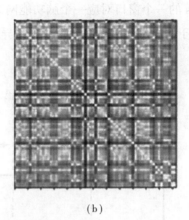

(a) (b)

图 4-10　节点嵌入空间指标

(a) 功能脑地形图；(b) 距离矩阵

嵌入空间中节点距离用于评估网络中相应成员之间的相似性度量。节点 a 和节点 b 之间的结构距离定义为 $\mathrm{dist}\,(a,b)=\|x_a-x_b\|_2$。节点间欧氏距离的计算见式 (4-8)。

$$\rho = \sqrt{(x_2-x_1)^2+(y_2-y_1)^2} \tag{4-8}$$

式中，ρ 为点 (x_2,y_2) 与点 (x_1,y_1) 之间的欧氏距离，当大多数脑区集中执行一个功能的时候，其距离很近，欧氏距离很小。在距离矩阵图中，横、纵坐标均为 EEG 信号电极编号，矩阵中的交叉点代表两个电极在节点嵌入空间中的距离，因此，整个距离矩阵的均值越小代表节点越集中，大脑脑区联系越紧密。在距离矩阵中，距离越近的节点功能越相似，颜色越黄，距离最小为 0。

4.5　动态脑功能网络时空动态演化分析实验结果

4.5.1　动态脑功能网络预处理实验结果与分析

在 30 ms 窗口长度下，为了体现不同刺激诱发的脑活动的情况，实验数据采用 2.3.2 节中实验的 EEG 信号，研究在响度与语义冲突情况下脑认知活动的动态变化，对照组为不冲突的情况，动态滑动窗口的选择方法如图 4-11 所示。每

30 ms 的一个窗口对应一个脑功能网络,在时间序列上构建脑功能网络序列,参数基于两个脑功能网络序列计算差异度。

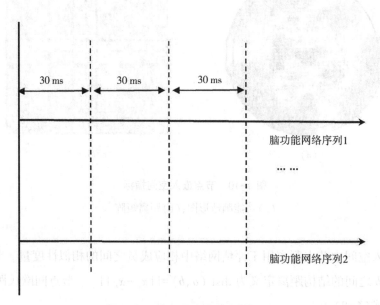

图 4-11   动态滑动窗口的选择方法

对动态滑动窗口的脑功能网络中每个节点的差异度,在这里采用脑地形图的形式进行可视化。结果如图 4-12 所示。

统计分析表明,在 t_1 时刻,T7、T8,左右颞区有显著差异,对冲突刺激反应强烈($p = 0.049$);在 t_2、t_3、t_4 时刻(60~120 ms),FP1、FP2、FPZ、FT7,额顶区对冲突刺激反应强烈($p = 0.026$);在 t_5、t_6、t_7 时刻,FT7、FT8、F7、F8、FC5、T7 脑区对不冲突刺激反应强烈($p = 0.010$);在 t_{15}、t_{16} 时刻,前额区对冲突刺激反应强烈($p < 0.001$),左侧 F7 对不冲突刺激反应强烈。实验结果与 2.4.2 节中的 ERP 结果是一致的。

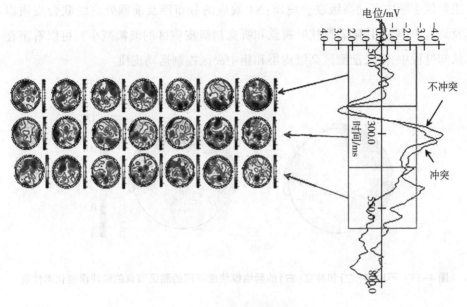

图 4-12　差异度脑地形图

实验结果证明了 30 ms 的时间尺度可以体现认知的动态演化过程,虽然可能有认知信息体现在更小的时间尺度上,但是要考虑到更小的时间尺度会造成计算量的增加,需要具体问题具体分析。

4.5.2　基于强激活脑区的动态脑功能网络时序动态演化分析实验结果

对响度与语义冲突实验中脑功能网络的时序信息变化进行了研究。分别采用以时域角度出发的模块度变化率与从时频域角度出发的 NF 指标两种强激活脑区分析方法,对时序信息认知的动态脑功能网络进行时序动态演化实验与分析。

4.5.2.1　基于模块度变化率的强激活脑区实验结果

采用模块度变化率计算方法进行实验。如图 4-13 所示,左侧为不冲突刺激情况下,右侧为冲突刺激情况下,不同脑区节点的模块度变化率情况。强激活脑区为模块度变化率大于 0.8 的脑区。从认知神经科学角度来解释,P1 效应主要位于额中点处高级联合皮质;N1 效应的分布涉及前额处高级联合皮质以及语言中枢,且伴随着颞枕叶视觉和听觉初级皮质区的波幅减小。可以看出在认知过程中,涉及前额区高级皮层和额中央区控制运动皮质。

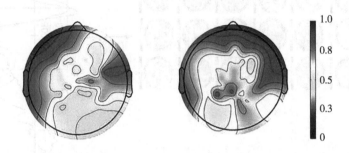

图 4-13　不冲突(左)和冲突(右)的网络模块度不同的脑区节点的模块度变化率情况

4.5.2.2　基于 NF 指标的强激活脑区实验结果

NF 指标的计算参考 3.3.1 节中的计算方法,采用脑地形图的方法,将每个 NF 矩阵的标准差作为脑地形图中节点的值,通过颜色情况,可以判断大脑中每个节点的波动大小。考虑到脑认知活动有差异明显的频段和时间序列区间,利用本书提出的分窗方案的四个时间段作为计算 NF 矩阵的时间区间,频段划分方法参见 4.2.1 节时间尺度初步分析。采用本书提出的方法,从低频段具体结果可以看出,听觉时序信息冲突诱发的认知控制在不同频段的四个阶段的脑区变化具有不同的模式。冲突产生的第三时段前额区的明显活跃情况,与之前的研究是相符的,而在高频段的脑区活跃情况明显比低频段要明显。

图 4-14、图 4-15 表述了冲突引发的认知控制的能量变化模式,四个时段中都存在高频段的能量增强,代表了刺激冲突引发的认知控制的能量变化模式。强激活脑区为 NF 指标大于 0.5 的脑区。基于本书提出的方法在高频段得到的结果,在不冲突时,大脑皮质前部能量减小,在冲突时,后期大脑前额叶皮质活跃加强,同时在认知后期,大脑皮质后部能量增大,代表了冲突认知控制的晚期阶段,即运动执行阶段。

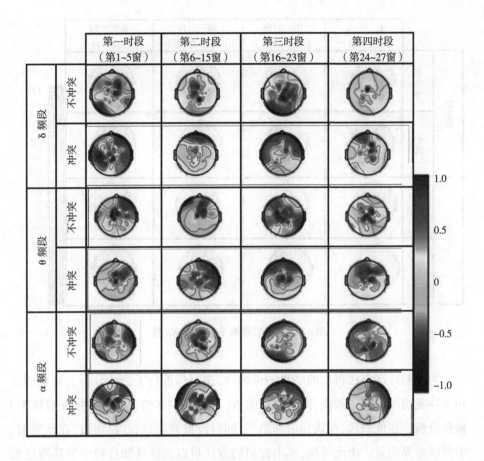

图 4-14　低频段每个节点的 NF 值

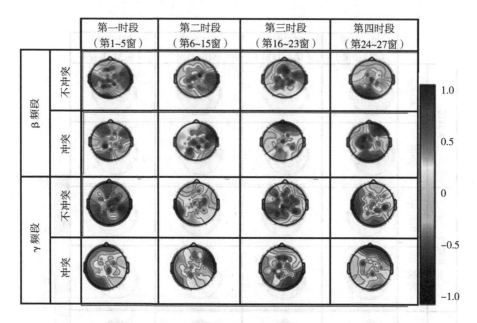

图 4-15   高频段每个节点的 NF 值

为了验证该方法得出的结果的正确性,进一步进行了统计分析。对在冲突和不冲突情况下同一频段、同一时段的 NF 强激活脑区情况进行双尾配对样本 t 检验分析。在低频段,在认知后期第三、四时段差异明显;在高频段,在认知前、中时段差异明显。由此可见,本书提出的方法可以表征认知过程中的强激活脑区动态演化情况。

在认知加工后期,低频段不同时序信息刺激诱发的强激活脑区存在明显差异,统计分析结果显著($p < 0.05$)。在认知加工初期、中期,高频段大脑认知过程的强激活脑区差异明显。频段和时间区间可以作为进一步分析的选择指标,指导对动态演化规律的进一步分析。这些结果表明,本节所提出的脑功能网络的强激活脑区动态演化规律可以作为一个研究脑功能网络的基础指标或者依据。一般来说,认知过程中激活的脑区和激活程度因人而异,但该实验结果是在多被试情况下经统计分析后得到的,证明本研究结果有一定的普遍性。

4.5.3　基于节点嵌入空间的动态脑功能网络空间动态演化分析实验结果

在节点嵌入空间方法计算过程中,需要对两个参数进行计算优化,即滤波核和经 PCA 方法降维后的维数。

4.5.3.1　节点嵌入空间方法的实验参数设置

先需要确定的参数为滤波核, g_s 为带尺度参数 s 的滤波核。本书采用了热核 $g_s(\lambda)=e^{-\lambda s}$,在这里需要选择合适的 s 值,据以往研究,给出了 s 最小值和最大值的区间。 s 的最小值允许热量传播的时间很短,产生的扩散分布微小,只有少数系数具有非零值,不适合进行比较;对于较大的 s 值,扩散分布独立于数据,同样不适合进行比较。如图 4-16 所示, s 为均值时节点的度的情况证明节点的热量是从 1 到 10 缓慢扩散的。

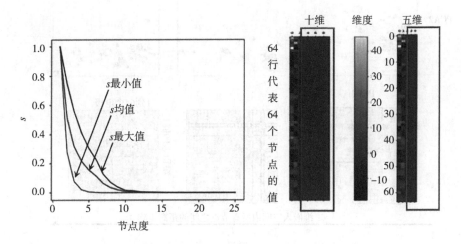

图 4-16　尺度 s 和空间维度参数优化

经 PCA 方法降维后,降维空间的维数也是需要考虑的问题。降维后,从第三维开始不同节点的值的区别就很不明显,因此,采用降二维的结果作为节点嵌入空间的维数,节点嵌入空间为二维空间。

4.5.3.2　实验结果分析与认知规律总结

　　实验采用 2.3.3 节中的听觉响度与语义冲突的认知控制数据,选择认知过程中的 3 个窗口的脑功能网络进行展示。图 4-17、图 4-18 为听觉认知在不冲突时和冲突时的嵌入空间和对应的距离矩阵,通过距离矩阵来表示嵌入空间内节点间的距离。根据节点嵌入空间的计算方法可知,功能越相似的节点在嵌入空间中的距离越近。

　　在距离矩阵中,每一行代表一个节点在空间中与其他节点的位置关系,比如 FCZ 电极对应距离矩阵中的第 19 行。在两种刺激下,对对应距离矩阵中的 FCZ 电极的距离关系进行双尾配对样本 t 检验,结果如图 4-19 所示,横坐标为时间窗。将在不同频段有显著差异的时间窗列举出来,可以发现在不同刺激下,FCZ 电极与其他电极的关系有显著不同,这一现象可以作为分析脑区功能的一个基础。

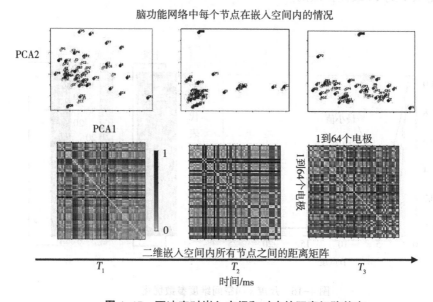

图 4-17　不冲突时嵌入空间和对应的距离矩阵状态

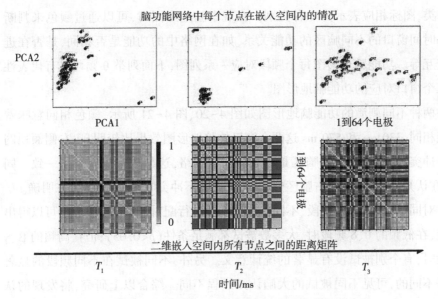

图 4-18　冲突时嵌入空间和对应的距离矩阵状态

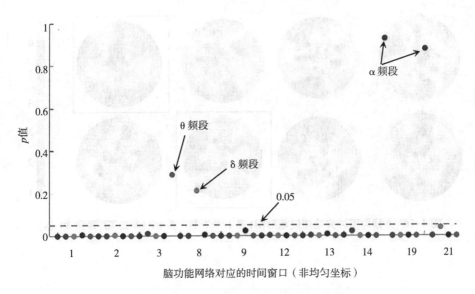

图 4-19　FCZ 电极节点嵌入距离统计分析

通过上述分析,发现不同脑区在节点嵌入空间内有不同的距离关系,功能相似的节点在空间中的位置较近,依据这一点,把每个节点进行归类。同类的节点在网络中的功能是类似的,在功能脑地形图中的颜色相同,将全脑脑区分为 6 类,图标相应表示为 6 种类别。在观察脑地形图时,可以通过颜色来判断某一时间窗口的不同脑区的功能关系,如在网络中的功能是否相同,是否在进行交互等。功能脑地形图每个频段对应一系列图,下面列举 θ 频段具有代表性的几个窗口对应的功能脑地形图。

两种不同刺激的功能脑地形图如图 4-20、图 4-21 所示,颜色相同意味着功能相同,330 ms 和 570 ms 这两个窗口的脑地形图效果比较明显,右侧额顶网络在冲突时,功能相同的脑区是右后侧注意网络,这与现有研究结果一致。同时,在认知控制后期,左右脑区分工明确,而在不冲突时,前后脑区分工明确。

对同一被试、同一频段、不同的两种刺激进行配对样本 t 检验分析可以得出结论,在低频的 θ、δ 频段时,大多数被试都满足条件($p<0.05$);但在高频的 β、γ 频段时,有个别被试没有显著的统计意义。另外,不同被试在不同频段的显著性是不同的,可见不同被试的大脑认知过程不同。综合以上研究,将发现的认知规律进行总结。

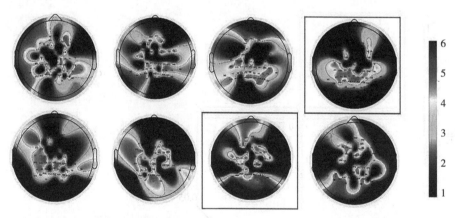

图 4-20　θ 频段不冲突功能脑地形图(第 1/4/7/11/12/16/19/22 窗,每窗 30 ms)

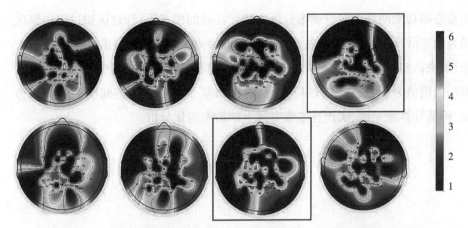

图 4-21　θ 频段冲突功能脑地形图（第 1/4/7/11/12/16/19/22 窗，每窗 30 ms）

规律 1：前额叶、右额颞区和右后颞区在认知控制方面发挥重要作用。

响度与语义冲突时，大脑的认知过程即为大脑的认知控制能力，因此认知过程中的脑功能网络指标可以作为认知控制检测的指标。从 3 种方法的分析结果来看，在冲突时，听觉认知相关的功能区有前额区、额区、顶区、枕区、颞区及中央区，节点在距离矩阵中的值的统计分析结果说明了这一点。列举了一个电极对应脑区的统计分析结果，在不同时间窗口可以看到每个频段的统计分析结果。可以看出在冲突时，不同被试在不同频段的大脑反应有显著差异。比如被试 1 在 5 个频段都有显著性差异，而被试 9 只在 γ 频段有显著性差异，这说明本书提出的节点嵌入空间距离矩阵的方法可能成为认知控制能力检测的指标。

规律 2：左右脑区有偏侧性。

在图 4-20、图 4-21 所示的功能脑地形图中，对同一时窗进行对比分析，可以发现功能脑区的不同分布。比如第 19 个窗口的右侧额顶网络在冲突时，功能相同的脑区是右后侧注意网络，这与现有研究结果一致。同时，在认知控制后期，左右脑区分工明确，在不冲突的听觉时序信息加工中未发现此现象。

4.6　本章小结

脑网络分析的目的是从网络科学的角度给出认知活动的判定依据和可靠的指标标准，针对缺少表征认知过程动态演化脑功能网络分析方法的问题，提出动态脑功能网络的时空动态分析方法。在时间模式下,针对认知过程中脑区是否动态活跃的问题,提出基于模块度变化率和 NF 指标的强激活脑区分析方法,解决认知过程中脑功能网络时间序列的动态演化问题;在空间模式下,针对脑功能网络分析数据维度过高的问题,提出基于节点嵌入空间距离的分析方法,降低计算复杂度,实现在二维空间上的动态演化分析。

第 5 章　应用动态脑功能网络的
视听融合时序信息情绪状态解码

5.1　引言

　　人类的信息获取途径包括视觉、听觉等方面,大脑对视听融合时序信息的认知过程比单一通道的时序信息认知过程更为复杂。如何提取和表征复杂时序信息,复杂时序信息如何影响人类认知,都是当前脑科学领域的前沿问题。针对视听融合时序信息认知过程中大脑的功能变化,提出以上海交通大学情感脑电数据集(SJTU emotion EEG dataset, SEED)作为视听融合时序信息认知过程的研究对象,以动态脑功能网络的构建与分析方法为研究手段,对大脑的信息处理机制进行解码分析。

　　在 5.2 节中,面向视听融合时序信息预处理后的 EEG 数据,提出动态脑功能网络的应用方法,主要包括动态脑功能网络的构建与分析两个部分。在 5.3 节中,采用动态脑功能网络方法重点挖掘视听融合时序信息认知的强激活脑区时序动态演化规律和节点嵌入距离矩阵表征的认知规律。依据发现的认知规律,提出强激活脑区和节点嵌入距离矩阵的融合特征集,对情绪状态进行解码。

5.1.1　视听融合时序信息认知 SEED 数据集

　　为了满足视听融合时序信息的要求,选取 SEED 数据集作为研究对象,该数据集的刺激材料由电影片段组成,记录了 15 个被试(男性 7 人,女性 8 人)在观看 15 个电影片段(积极、中性和消极情绪)时的 EEG 信号。电影片段的选择标准包括:长度不宜太长,避免被试产生疲倦感;应该不加解释就能被理解;应该诱发出单一的情绪。电影片段从视觉和听觉两个方面对大脑产生刺激,适合用于视听融合时序信息认知的研究。

采集 EEG 信号的设备是 62 导联电极帽,电极帽采用国际 10-20 脑电极安置系统标准,数据降采样到 200 Hz,采集的 EEG 信号应用 0~75 Hz 的带通频率滤波器进行滤波。每次实验被试需要把 15 个电影片段都观看完,每个被试总共需要进行 15 次实验。在一次实验中,观看影片之前有 5 s 提示,之后播放 4 min 电影片段,被试自我评估时间为 45 s,休息时间为 15 s。在安排放映顺序方面,针对同一情绪的两个影片剪辑不会连续显示,要求被试在观看完每个剪辑后立即完成问卷,说明他们对每个电影片段的情绪反应。情绪实验在实验室环境下进行,在情绪实验中,要求被试尽可能放松以便于诱发情绪。

5.1.2　视听融合认知 EEG 信号预处理

由于 EEG 信号是生理信号的一种,具有随机性强、非平稳的特点,因此对 EEG 数据进行研究前,要对得到的 EEG 原始信号进行预处理。预处理步骤与 2.4.1 节中预处理步骤的不同之处在于复杂视听融合时序信息诱发的数据是长时数据,采样频率是 1 000 Hz,在这里降采样到 200 Hz,同时对数据进行截取,具体过程如下。

(1)转换参考电极:将参考电极转换为除 M1、M2、VEO、HEO 之外电极的平均参考。

(2)滤波:采用 0~75 Hz 带通频率滤波器进行滤波。

(3)降采样:为了提高计算效率并提取特征频段,对 EEG 信号做降采样处理,数据被降采样到 200 Hz。

(4)伪迹去除:采用独立成分分析结合手动去除眼电等伪迹成分。

(5)数据截取:对于 4 min 左右的数据,根据不同的应用场合,截取的数据长度也不同。在构建时,使用整段数据;在认知规律分析时,刚开始观看电影片段时被试头脑中暂未出现由电影片段引起的情绪,因此截取每个实验试次从观看电影片段开始后 20 s 至 200 s 的数据,即总长度为 180 s 的数据。

5.2　面向视听融合时序信息认知的动态脑功能网络应用方法

5.2.1　动态脑功能网络构建方法

为了找到适合脑功能网络构建的方法,对比了多种同步检测方法。根据以往研究,相位锁定值方法可以检测到两个信号之间的微弱关联;互信息方法可以分析 EEG 信号的全频段信息;相干性分析近年被广泛应用于认知加工神经心理机制的研究中,是一种描述两个时间序列信号在频域内相似程度的方法。综合考虑以上因素,采用第 3 章的动态脑功能网络构建流程,在分析样本采样频率、样本长度、样本数量、频段选择等因素的前提下,选择相位锁定值、互信息、小波相干等 3 种方法,对 EEG 数据进行功能连接。数据样本为 3 类情绪,每类 225 个样本,分为 5 个频段进行功能连接处理。构建脑功能网络后,采用 NCI 评价指标对构建的脑网络准确度进行评价,构建流程如图 5-1 所示。

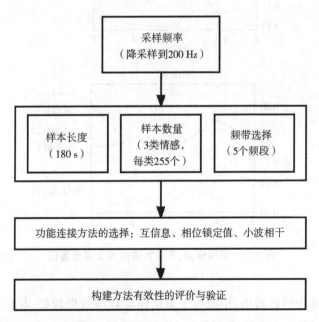

图 5-1　动态脑功能网络构建流程

　　利用提出的基于网络拓扑属性的 NCI 评价指标进行分析,由于视听融合时序信息诱发的 EEG 信号时间较长,因此在分析指标时,将 EEG 信号分成 3 段,每段 60 s,分段的结果如图 5-2 所示。

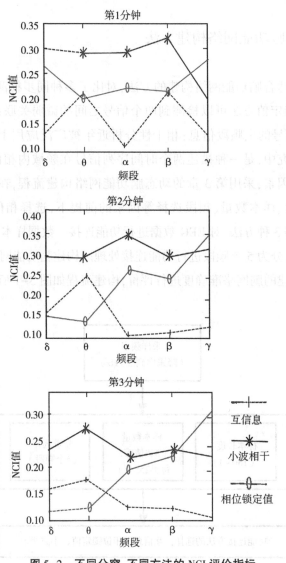

图 5-2　不同分窗、不同方法的 NCI 评价指标

　　从图 5-2 中可以看出,小波相干方法在低频段效果较好,相位锁定值方法在高频段效果较好。在构建脑功能网络时,对采用小波相干方法构建的脑网络

进行低频段分析,对采用相位锁定值方法构建的脑网络进行高频段分析。同时,在利用时域的皮尔逊相关方法计算 NCI 评价指标时发现,该 NCI 评价指标要高于上述 3 种方法,因此,在时域分析时,采用皮尔逊相关分析方法。

SEED 数据集中包括 62 个电极的 EEG 信号,时长大约为 4 min,共 15 个被试,在这里以 1 个被试的 3 种诱发情绪作为样本标注,分别为积极、中性、消极的情绪,共 45 次实验作为样本,降采样为 200 Hz。因为电影片段的长度不等,每个样本截取其中 180 s 的 EEG 信号作为样本长度,每个样本 180 s 的 EEG 信号以 2 s 为 1 个时间窗口,无叠加,分成 90 个不重叠的时间窗口,共计得到样本 4 050 个,其中积极、中性、消极情绪样本各 1 350 个。对 3 种情绪中 80% 的样本进行训练,20% 的样本进行测试,对 3 种不同方法构建的脑网络进行对比分析。提取不同频段脑功能网络的聚类系数、最短路径长度、局部效率、全局效率特征,识别结果见表 5-1。可以看出,基于小波相干方法构建的脑功能网络提出的拓扑属性特征分类效果最好,总体上比相位锁定值方法和互信息方法要好,而从 NCI 评价指标来看,相位锁定值方法在高频段效果较好,小波相干方法在低频段效果较好。

表 5-1　不同脑功能连接方法识别结果

单位:%

情绪种类	小波相干方法	相位锁定值方法	互信息方法
积极和中性	91.67	75	61
积极和消极	91.50	83	33
中性和消极	97.22	70	52

5.2.2　动态脑功能网络时空动态演化分析方法

在视听融合的多因素刺激语境分析中,人类大脑的高级认知与数字数据的低级特征之间存在着很大的语义差距。很难总结分析这种环境下的认知规律,也很难对时序内容进行可靠的标注,尤其是情绪因素。在对不同功能脑区的合作情况的长时段分析中,很多方法都难以对动态演化进行描述。基于 EEG 信号的研究方法准确率高、评价客观、更加可靠,可采用分析不同频段 EEG 特征的方法对不同情绪进行表征,以深入了解不同情绪状态下的大脑反应,从根本上推进情绪识别计算模型的发展。

5.2.2.1 视听融合动态脑功能网络的强激活脑区时序动态演化分析

传统的 EEG 信号特征提取和特征选择方法不能分析长时段视听融合的脑区交互及其动态演化情况。采用从时域角度强激活脑区的时序演化分析方法,对情绪认知过程中不同情绪的脑区活跃情况进行分析。

视听融合信息具有长时特性,因此把每次实验长短不一的电影片段统一切成 180 s 的长度,并分成 3 段,每段 1 min。按照时序进行排列,分为第 1 分钟、第 2 分钟、第 3 分钟,消极情绪强激活脑区脑地形图、中性情绪强激活脑区脑地形图、积极情绪强激活脑区脑地形图如图 5-3 至图 5-5 所示。

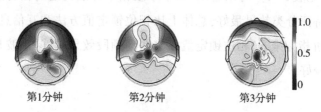

第1分钟　　　　　　第2分钟　　　　　　第3分钟

图 5-3　消极情绪强激活脑区脑地形图

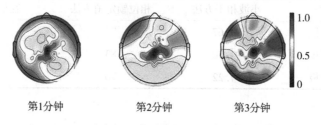

第1分钟　　　　　　第2分钟　　　　　　第3分钟

图 5-4　中性情绪强激活脑区脑地形图

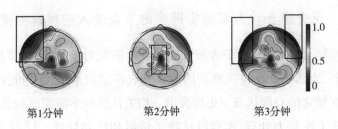

第1分钟　　　　　第2分钟　　　　　第3分钟

图 5-5　积极情绪强激活脑区脑地形图

时域上的分析结果表明,从脑地形图中发现该方法支持对侧额叶的预测,但不支持后叶的预测。对于积极和消极情绪,主要体现在左右侧额叶、颞叶,与中性脑地形图相比,在观看不愉快影片时,对不愉快刺激的充分阐述需要颞叶和额叶区域之间的紧密半球间交流,这种交流出现在第 1 分钟;而在观看愉快的影片时,这种交流出现在第 3 分钟,在第 1 分钟,积极情绪仅仅出现在左侧额叶。同时,如图 5-6 所示,横坐标对应图 5-3 至图 5-5 中的 3 个阶段,从不同时段每种情绪网络模块度变化率的箱型图可以看出,产生积极和消极情绪时脑区的模块度波动比产生中性情绪的时候大,不同脑区在情绪神经处理时模块度变化大。

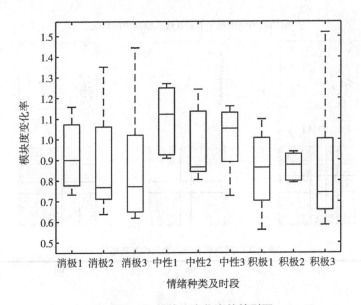

图 5-6　模块度变化率的箱型图

5.2.2.2 视听融合动态脑功能网络的节点嵌入空间动态演化分析

在视听融合环境中,对于大脑认知的特定研究对象,情感计算是重要的研究方向,研究方法主要是将观察到的频率分成特定组来进行分析,因为特定的频率范围在特定的心理状态下更加突出。相关神经科学研究已经表明,EEG 的 α 频段反映了注意力处理,β 频段反映了情绪和认知处理。Li 等人的研究表明,EEG 的 γ 频段适合于情绪分类。在节点嵌入空间分析时,主要针对不同的频段进行分析,为了与基线结果比较,高频段设置到 50 Hz。研究表明,当被试观看中性视听刺激时,他们往往会更放松,这唤起了 α 频段反应。当处理积极情绪时,β 频段反应和 γ 频段反应的能量会增强。

在提取 5 个频段构建的脑网络特征后,进一步研究了与不同情绪相关的神经模式。每种情绪 1 s 为 1 个窗口,共 180 个脑功能网络,对应 2 种图各 180 个,这里列举出其中的 3 个图,分别对应第 97 s、98 s、99 s。积极情绪和消极情绪在高频段存在特定的神经模式,因此,以 γ 频段为例,积极情绪的节点嵌入空间、距离矩阵图如图 5-7 所示,消极情绪的节点嵌入空间、距离矩阵图如图 5-8 所示。

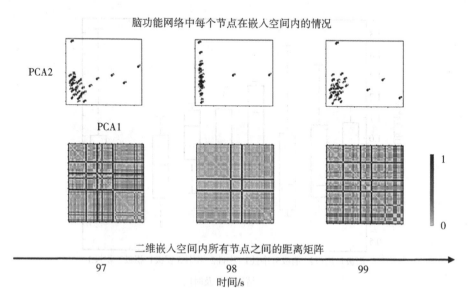

图 5-7　积极情绪的节点嵌入空间与距离矩阵图

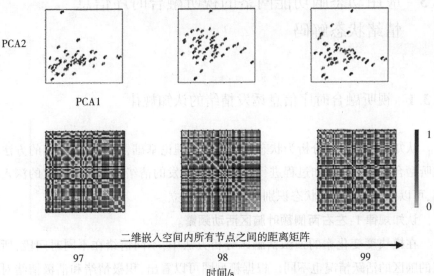

脑功能网络中每个节点在嵌入空间内的情况

二维嵌入空间内所有节点之间的距离矩阵

时间/s

图 5-8　消极情绪的节点嵌入空间与距离矩阵图

对距离矩阵进行统计分析,取每次实验的 15 个电影片段诱发的积极与消极的情绪各 5 个实验试次进行双尾配对样本 t 检验,构建 p 值矩阵,每个矩阵对应不同的频段。同一矩阵中,横纵坐标为 2 种情绪的不同实验,比如第 1 行是第 1 个积极情绪实验与同次实验中 5 个消极情绪距离矩阵的均值进行配对样本 t 检验的结果。可以看出,在低频段 2 种情绪对应的距离矩阵均值有显著差异。

研究发现,在视听融合时序信息为刺激材料的动态脑功能网络研究中,低频段的信息对于不同情绪存在显著性差异,这与以前的神经科学研究结果,EEG 的 α 频段反映注意加工的结论是相似的。另外一个有趣的问题是在认知状态识别时,电极或者通道的选择依赖于认知规律的发现,接下来对本书研究发现的认知规律进行总结。

5.3　应用动态脑功能网络的视听融合时序信息情绪状态解码

5.3.1　视听融合时序信息诱发情绪的认知规律

认知规律的总结分析为状态识别提供了理论基础,采用本书提出的方法对视听融合时序信息认知过程进行分析时,对诱发的情绪状态有了一定的深入了解,可以推进情绪认知状态识别计算模型的建立。

认知规律 1:左右两侧额叶脑区活动频繁。

在模块度变化率的强激活脑区分析方法中,不同情绪在不同时间段,所对应的脑区的活跃情况也不同。根据箱型图可以看出,积极情绪和消极情绪对应的脑区比中性情绪对应的脑区活跃。如图 5-6 至图 5-8 所示,消极情绪在第 1 分钟内,左右两侧额叶脑区活动频繁;积极情绪在后期,左右两侧额叶脑区活动频繁。在中央顶区也有明显的脑区活动迹象,这在其他研究中未被发现,左右侧额叶偏向前额叶部分,比如 F7、F8 的脑区活动也很频繁,这为后续的认知状态识别提供了理论支持。

认知规律 2:不同频段的情绪差异脑区。

对不同频段的节点嵌入空间进行计算,将观察到的频率分成特定的组,因为特定的频率范围在特定的心理状态下更加突出。对节点嵌入距离矩阵均值的统计分析结果表明,同一频段不同情绪的节点嵌入空间距离矩阵均值有显著统计差异。其中 γ 频段的情况稍差于其他频段,原因是分析的脑功能网络是由小波相干方法构建的。根据动态脑功能网络构建的结果可以看出,在低频段小波相干方法更好,在高频段相位锁定值方法更好,将在后续对相位锁定值方法进行进一步分析。对于积极和消极情绪的距离矩阵均值的统计分析可为后续的认知状态识别提供理论支持。

5.3.2　基于视听融合时序信息认知规律的情绪状态解码

视听融合时序信息诱发的情绪识别研究是目前研究的重要方向之一。研究主要依赖于 EEG 信号的关键频段、单通道或者不交互多通道的特征提取。尽管近年来情感计算研究取得了很大的进展,但由于情感边界较为模糊,情绪识别仍然是一个非常具有挑战性的课题。

将研究发现的认知规律引入基于大脑活动的可靠情绪模型中。如图 5-9 所示,对视听融合时序信息认知状态进行识别,先进行特征提取。特征集由两部分组成:一部分是差分熵特征,通过认知规律 2 选择强激活脑区相关的 8 个电极;一部分特征由节点嵌入空间的距离矩阵均值组成,根据认知规律 1 和认知规律 2,选择全频段的距离矩阵均值作为特征。预处理之后,我们提取出与每部电影片段时长相对应的 EEG 分段,将每一通道的 EEG 数据划分为相同长度的不重叠的 1 s 时间段。动态脑功能网络也为每秒一个矩阵。

差分熵扩展了香农熵的思想,用于测量连续随机变量的复杂性,对于固定长度的 EEG 信号,差分熵等效于某个频段内的对数能量谱。连续随机变量 X 的概率密度函数为 $f(x)$,随机变量 X 的差分熵的计算见式(5-1)。

$$h(X) = -\int_{-\infty}^{\infty} f(x) \lg f(x) \, dx \tag{5-1}$$

如果一个随机变量 X 服从高斯分布 $N(\mu, \sigma^2)$,差分熵可以简单地用式(5-2)表示。

$$h(X) = -\int_{-\infty}^{\infty} \frac{1}{\sqrt{2\pi\sigma^2}} \exp\frac{(x-\mu)^2}{2\sigma^2} \lg \frac{1}{\sqrt{2\pi\sigma^2}} \exp\frac{(x-\mu)^2}{2\sigma^2} dx = \frac{1}{2}\lg 2\pi e\sigma^2 \tag{5-2}$$

研究表明,对于一个固定长度的 EEG 分段,差分熵等价于某一频段的对数能量谱。差分熵可以在 5 个频段计算,具体划分方法参照 5.2.2 节动态脑功能网络时空动态演化分析方法,时间复杂度为 $O = KN\lg N$,其中 K 是电极数,N 是样本大小。

对于一个特定的 EEG 序列,我们采用 256 点短时傅里叶变换和 1 s 的非重叠汉宁窗提取 EEG 信号的 5 个频段,然后计算每个频段的差分熵。根据上一节中的认知规律 2,从每个频段的 62 个 EEG 信号中我们提取 8 个通道信号,左右额区、左右额颞区和中央顶区:F7、FT7、T7、TP7、F8、FT8、TP8、CPZ,如图 5-10 所示,我们提取了一个数据样本的 40 维差分熵特征。

为了验证研究方法所选择脑区在情绪状态中的可区分性,我们选择 CPZ 电极作为研究对象来进行分析。

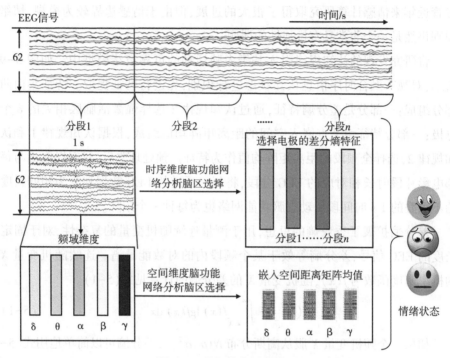

图 5-9　认知状态识别模型

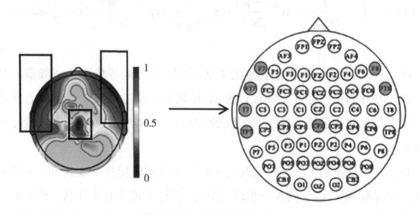

图 5-10　电极选择情况

图 5-11 为 CPZ 电极信号 3 种情绪状态的差分熵特征,可以看出不同情绪的 CPZ 电极信号的差分熵特征显著不同。

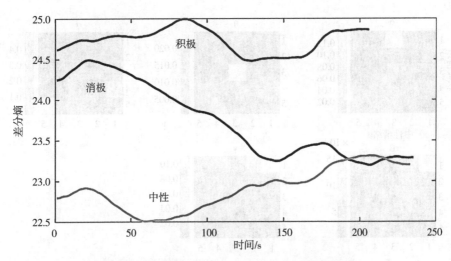

图 5-11　3 种情绪状态的 CPZ 电极信号差分熵特征

为了从统计分析角度验证 CPZ 电极信号差分熵特征的差异性,对同一个被试的每种情绪 5 次实验的结果进行配对样本 t 检验分析。图 5-12 为积极和消极情绪的 CPZ 的差分熵统计检验结果,图 5-13 为积极和中性情绪的 CPZ 的差分熵统计检验结果。

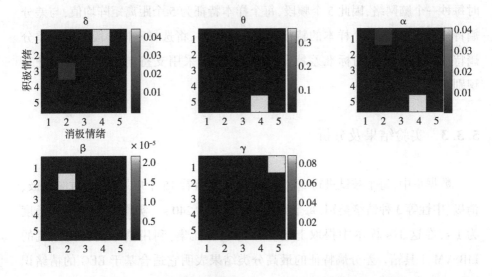

图 5-12　积极和消极情绪状态的 CPZ 电极信号差分熵特征统计

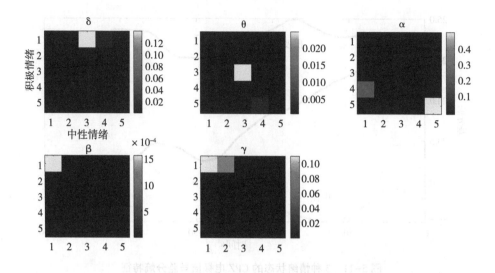

图 5-13　积极和中性情绪状态的 CPZ 电极信号差分熵特征统计

从统计检验结果可以看出,3 种情绪的 CPZ 电极信号的差分熵特征大部分有显著差异。特征集的第 2 部分为节点嵌入距离矩阵,根据统计分析结果,不同情绪,比如积极和消极情绪所对应的距离矩阵的均值有显著性统计差异。提取每个样本不同频段脑功能网络的距离矩阵均值构成特征集,脑功能网络构建时每秒一个脑网络,因此 5 个频段,每个样本特征为 5 个距离矩阵均值,与差分熵特征合在一起,每个样本的特征维数是 45 维。将选择不同频段电极的差分熵特征和距离矩阵的标准差特征构成特征集,采用支持向量机分类器进行识别。

5.3.3　实验结果及分析

数据集中,每个被试进行 3 次实验,每次实验看 15 个电影片段,对应积极、消极、中性等 3 种情绪类别,每个影片长度大约为 240 s。实验中,每个样本长度为 1 s,在这 1 s 样本中提取上述特征构成特征集,利用基于支持向量机的LIBSVM 工具箱。差分熵特征的最高分类结果表明它适合基于 EEG 的情绪识别。将差分熵特征与节点嵌入距离矩阵均值特征融合后,分类精度得到了提高。这一改进也表明,将情绪相关能量分布与脑区交互模式相结合可以提高识别性能。从本质上讲,情绪状态的变化不仅伴随着脑区激活的差异,也伴随着信息传递模式的交替。在本书中,利用这两种特征,并采用可行的特征组合策略来提高情绪识别的分类性能。同时,研究发现这些通道与情绪加工有着密切的关系,其活动不对称性通常被用作区分不同情绪状态的指标。这些特征通常反映了整个脑区的认知加工与信息传递效率的关系,这说明了情绪信息的加工需要相关脑区的合作。表 5-2 为所有被试的平均识别率和标准差。

表 5-2　每个被试数据的分类结果和标准差

单位:%

	识别率/标准差 (积极/消极)	识别率/标准差 (中性/消极)	识别率/标准差 (积极/中性)
被试 1	97.63/04.22	96.89/04.59	92.55/09.52
被试 2	97.17/07.86	96.73/06.34	98.54/03.49
被试 3	98.68/04.25	98.11/03.11	98.97/01.99
被试 4	97.73/04.78	97.40/04.75	98.75/03.95
被试 5	92.61/09.44	91.26/10.10	94.25/05.54
被试 6	86.26/11.10	84.59/13.13	89.11/09.87
被试 7	94.34/09.68	91.55/11.73	91.34/10.16
被试 8	96.29/04.90	98.41/04.54	99.81/00.57
被试 9	97.11/07.81	95.90/05.12	98.56/04.26
被试 10	99.47/00.93	97.50/07.90	98.33/03.51
被试 11	96.05/05.15	99.00/03.16	96.66/05.57
被试 12	88.48/05.26	89.05/14.48	94.75/09.78
被试 13	99.70/00.92	98.55/03.26	98.68/02.98
被试 14	95.02/06.96	96.61/08.09	90.34/09.70
被试 15	99.16/02.63	98.57/04.52	98.13/05.88

为了验证研究所提取特征的有效性,首先与发布 SEED 数据集的研究人员公开的分类结果进行对比,如表 5-3 所示,分类器都选用支持向量机,特征集有所不同。

表 5-3　实验结果对比

单位:%

	提出的方法 (8 个电极)	文献的方法 (12 个电极)	文献的方法 (62 个电极)
相同分类器	95.65/06.16	86.65/08.62	83.99/09.72

通过分析强激活脑区的脑地形图及统计分析图,我们选择了与认知规律中强激活脑区紧密相关的电极,相对于所有电极特征计算,优化电极个数计算成本更低,在实际研究中更具有可行性。实验结果表明,根据认知规律选择电极的差分熵特征具有准确、稳定的认知状态识别功能,验证了与积极、中性和消极情绪相关的神经信号在通道和频段中确实存在。为了进一步验证本书研究方法的正确性,与最新的研究结果进行了横向对比分析,见表 5-4。

表 5-4　实验结果对比

方法	电极数	分类结果/%
双半球差异模型(BiHDM)	32	93.12
深度典型相关分析(DCCA)	18	95.08
时空注意(S-T attention)	18	96.28
差分熵(DE)、深度神经网络(DNN)	62	93.28
频谱和时序熵(S-T)、随机森林(RF)	2	94.40
差分熵(DE)、支持向量机(SVM)	8	95.65

表 5-4 列举了本书的研究方法以及一些与 SEED 数据集相关的其他研究方法的分类性能。可以看到,本书的研究方法在电极数量比较少的情况下,多

被试平均识别率结果取得了 95.65% 的较好表现。Li 等人提出了一种新的双半球差异模型以递归神经网络来学习两半球之间的差异信息,设计了一个成对的子网络来明确地捕获两个半球之间的差异信息,在 SEED 数据集上取得了 93.12% 的准确率,但研究采用了 32 个电极。Wu 等人提出了一种情绪相关的关键子网络选择算法,提取功能连接网络的 3 个特征:强度、聚类系数和特征向量中心性,加上眼动特征,输入到深层典型相关分析模型中,在 SEED 数据集上识别准确率为 95.08%,与本书的实验结果接近,但这个研究采用了 18 个电极,而且切分样本的长度为 4 s。Liu 等人提出了一种基于自我注意的脑电情绪识别框架,提取 EEG 信号的固有时空特征识别率为 96.28%,但该研究样本长度为 10 s,本书实验的样本长度为 1 s。Wang 等人利用差分熵结合深度学习的方法,取得 93.28% 的识别率。Bhattacharyya 等人提出一种多变量多尺度的方法,提取双电极信号的频谱和时序熵等特征结合随机森林分类器获得 94.40% 的准确率。

大脑活动是高度动态的,静态网络不能包含与情绪相关的脑区相互作用的完整拓扑结构。从表 5-4 中可以看出,通过动态脑功能网络方法选择分类的电极数是最少的。该方法关注大脑加工时序信息时不同的情绪所产生的不同的网络模式,并对情绪状态进行解码。

5.4　本章小结

针对复杂视听融合时序信息认知过程的分析问题,应用第 3 章与第 4 章的方法体系,提出面向复杂视听融合时序信息认知的动态脑功能网络构建与分析方法,应用动态脑功能网络挖掘深层表达的认知规律,提出基于动态脑功能网络特征的任务状态识别方法,解决了在复杂视听融合时序信息认知过程中,认知过程动态演化的表征、认知规律的发现和任务状态的解码等问题。

结　论

大脑的不同神经元、不同脑区之间存在着不同形式的连接,这些连接是实现良好认知加工的必要条件。以复杂网络的视角研究大脑认知功能,特别是对时序信息反映的认知过程进行解析,是大脑认知功能研究的难点和挑战之一。面向如何揭示大脑加工时序信息时的认知规律与加工机制,提出动态脑功能网络的构建与分析方法,实现对大脑认知过程动态演化的表征与分析。本书研究成果可以总结为以下 4 个方面:

(1)提出了基于 ERC 功能连接时序信息认知分析方法,发现了有效表达认知任务状态的认知规律,实现了任务状态诱发 EEG 信号的有效分类。

针对时序信息认知过程中脑区信息交互情况分析的问题,提出了一种基于EEG 信号 ERC 功能连接认知分析方法。提出了从属性复杂度、语义复杂度、时序信息认知加工脑活动复杂度层进的听觉时序信息认知实验方案,构建时序信息认知数据库。采用 ERC 方法分析时序信息认知数据,发现听觉时序信息认知左右大脑额叶信息交互明显差异的认知规律。依据认知规律,实现了任务状态诱发 EEG 信号的有效分类。

(2)提出了一种基于 SEW-Coh 的动态脑功能网络构建方法,精确量化脑电信号时频特征和连通关系,实现了动态脑功能网络有效构建和评价。

针对动态脑功能网络构建过程中的关键问题,提出了基于香农熵的小波基参数优化方法和 SEW-Coh 的 EEG 信号连接方法,解决 EEG 信号时频特征精确提取和连通关系量化的问题;提出了基于 ResNet 的脑网络指数阈值确定方法,找到确定阈值构建 0、1 二值无权网络;提出了 NCI 评价指标,实现对动态脑功能网络构建方法的有效性的评价。

(3)提出了一种基于模块度变化率和 NF 指标的强激活脑区发现技术及节

点嵌入空间距离矩阵分析方法,实现了认知过程的时空多维度动态分析,发现了时序信息认知加工机制的时空动态演化特性。

在时序模式下,针对认知过程中脑区激活程度的问题,提出了基于模块度变化率和 NF 指标的强激活脑区发现技术,该方法可以在一个脑功能网络的时间序列中表征认知过程脑区激活程度的动态演化;在空间模式下,针对脑功能网络数据维度过高的问题,提出了节点嵌入空间距离随时间变化的空间动态分析方法,该方法可以在二维空间内根据距离矩阵对脑区交互情况进行分析,降低计算复杂度。

(4)提出了一种基于动态脑功能网络特征的任务状态解码方法,实现了视听融合时序信息认知规律有效挖掘,提高了视听融合时序信息情绪状态识别性能。

面向复杂视听融合时序信息认知的问题,提出了动态脑功能网络构建与分析的应用方法,实现认知规律的深入挖掘和深层表达,依据认知规律提出了一种基于动态脑功能网络特征的任务状态解码方法,该方法提高了视听融合时序信息情绪状态识别性能。

以上的研究为动态脑功能网络的研究打下坚实的基础,同时丰富了时序信息认知规律分析方法,为了对脑功能网络进行更深入的研究,笔者未来的研究将面向以下方面:

(1)继续对脑功能网络多维度分析方法进行探索,除了对基于单一频段多层时间维度的单序列脑功能网络进行研究,未来将考虑基于频段层间各个脑区的交叉频率耦合,对人类大脑认知功能及神经机制进行多层次研究。

(2)脑功能网络可以为全脑活动的多尺度研究提供从毫秒到几十秒的不同的时间尺度。未来将从提高空间分辨率的角度,利用溯源分析方法,探索动态脑功能网络分析的生理意义。

参考文献

[1] 李澄宇,杨天明,顾勇,等.脑认知的神经基础[J].中国科学院院刊,2016,31 (7):755-764.

[2] 蒲慕明.脑科学研究的三大发展方向[J].中国科学院院刊,2019,34(7): 807-813.

[3] 费明钰,陈骞.人类脑计划:21世纪的重大挑战——主要国家和企业脑科学 研究计划分析[J].华东科技,2014(6):66-68.

[4] 李萍萍,马涛,张鑫,等.各国脑计划实施特点对我国脑科学创新的启示[J]. 同济大学学报(医学版),2019,40(4):397-401.

[5] 蒲慕明,徐波,谭铁牛.脑科学与类脑研究概述[J].中国科学院院刊,2016, 31(7):725-736.

[6] 吴国政,韩军伟,邓方,等."视听觉信息的认知计算"重大研究计划结题综 述[J].中国科学基金,2019,33(4):334-341.

[7] 祁志卫,王笳辉,岳昆,等.图嵌入方法与应用:研究综述[J].电子学报, 2020,48(4):808-818.

[8] 张道强,接标.基于机器学习的脑网络分析方法及应用[J].数据采集与处 理,2015,30(1):68-76.

[9] 李海峰,房春英,马琳,等.病理语音的S变换特征[J].清华大学学报(自然 科学版),2016,56(7):765-771.

[10] 伍可,陈杰,李雯婕,等.人声加工的神经机制[J].心理科学进展,2020,28 (5):752-765.

[11] 房春英,李海峰,马琳,等.基于复杂网络构建与分析技术的语音响度差异 神经处理机制研究[J].燕山大学学报,2014,38(5):416-422.

[12] 李海峰,徐聪,马琳. 基于 C-LSTM 模型的端到端多粒度运动想象脑电信号分析方法[J]. 信号处理,2018,34(8):883-890.

[13] 马伦,康建设,孟妍,等. 基于 Morlet 小波变换的滚动轴承早期故障特征提取研究[J]. 仪器仪表学报,2013,34(4):920-926.

[14] 于波,李海峰,马琳,等. 听觉通道语音冲突大脑皮层电位的听觉认知控制特征提取方法[J]. 声学学报,2016,41(6):870-880.

[15] 饶元,吴连伟,王一鸣,等. 基于语义分析的情感计算技术研究进展[J]. 软件学报,2018,29(8):2397-2426.

[16] 吴飞,阳春华,兰旭光,等. 人工智能的回顾与展望[J]. 中国科学基金,2018,32(3):243-250.

[17] 薄洪健. 基于听觉脑认知规律的情感计算方法研究[D]. 哈尔滨:哈尔滨工业大学,2019:1-4.

[18] 袁祥勇. 视听时序知觉的认知与神经机制:来自心理物理与电生理研究的证据[D]. 重庆:西南大学,2015:7.

[19] 周群. 脑电信号同步:方法及应用研究[D]. 成都:电子科技大学,2009:1-12.

[20] 付杨杨. 复杂三维微观结构及其演化过程的可视化方法研究[D]. 哈尔滨:哈尔滨工业大学,2013:44-50.

[21] 卓广平. 基于 ERPs 的听觉感知及与视觉相干性研究[D]. 太原:太原理工大学,2012:67-78.

[22] 魏景汉,阎克乐,等. 认知神经科学基础[M]. 北京:人民教育出版社,2008:120.

[23] 胡理,张治国,等. 脑电信号处理与特征提取[M]. 北京:科学出版社,2020:250.

[24] BASTOS A M,SCHOFFELEN J M. A tutorial review of functional connectivity analysis methods and their interpretational pitfalls[J]. Frontiers in Systems Neuroscience,2016,9:175.

[25] BASSETT D S,BULLMORE E T. Small-world brain networks[J]. The Neuroscientist,2006,12(6):512-523.

[26] BRAUN U,SCHÄFER A,WALTER H,et al. Dynamic reconfiguration of frontal

brain networks during executive cognition in humans[J]. Proceedings of the National Academy of Sciences,2015,112(37):11678-11683.

[27]SHINE J M,BISSETT P G,BELL P T,et al. The dynamics of functional brain networks: integrated network states during cognitive task performance[J]. Neuron,2016,92(2):544-554.

[28]PAPO D. Gauging functional brain activity: from distinguishability to accessibility[J]. Frontiers in Physiology,2019,10:509.

[29]LI Q,CAO X H,LIU S,et al. Dynamic alterations of amplitude of low-frequency fluctuations in patients with drug-naïve first-episode early onset schizophrenia [J]. Frontiers in Neuroscience,2020,14:901.

[30]LU Z H,LI Q,GAO N,et al. Time-varying networks of ERPs in P300-speller paradigms based on spatially and semantically congruent audiovisual bimodality [J]. Journal of Neural Engineering,2020,17(4):046015.

[31] MOLLOY K, LAVIE N, CHAIT M. Does auditory processing rely on encapsulated, or domain-general computational resources? [J]. Acoustical Science and Technology,2020,41(1):13-15.

[32] REPP B H, PENEL A. Auditory dominance in temporal processing: new evidence from synchronization with simultaneous visual and auditory sequences [J]. Journal of Experimental Psychology:Human Perception and Performance, 2002,28(5):1085-1099.

[33]STAUFFER C C,HALDEMANN J,TROCHE S J,et al. Auditory and visual temporal sensitivity: evidence for a hierarchical structure of modality-specific and modality-independent levels of temporal information processing [J]. Psychological Research,2012,76(1):20-31.

[34]PETERSEN S E,SPORNS O. Brain networks and cognitive architectures[J]. Neuron,2015,88(1):207-219.

[35]FREEMAN W J. Mesoscopic neurodynamics:from neuron to brain[J]. Journal of Physiology-Paris,2000,94(5/6):303-322.

[36]HALL D A,JOHNSRUDE I S,HAGGARD M P,et al. Spectral and temporal processing in human auditory cortex [J]. Cerebral Cortex, 2002, 12 (2):

140-149.

[37]ZATORRE R J,BELIN P,PENHUNE V B. Structure and function of auditory cortex:music and speech[J]. Trends in Cognitive Sciences,2002,6(1): 37-46.

[38]BAŞAR E,BAŞAR-EROGLU C,KARAKAŞ S,et al. Gamma,alpha,delta,and theta oscillations govern cognitive processes[J]. International Journal of Psychophysiology,2001,39(2/3):241-248.

[39]MELTZER J A,NEGISHI M,MAYES L C,et al. Individual differences in EEG theta and alpha dynamics during working memory correlate with fMRI responses across subjects[J]. Clinical Neurophysiology,2007,118(11):2419-2436.

[40]PICTON T W,HILLYARD S A,KRAUSZ H I,et al. Human auditory evoked potentials. I:evaluation of components[J]. Electroencephalography and Clinical Neurophysiology,1974,36(2):179-190.

[41]NIEMCZAK C E,VANDER WERFF K R. Informational masking effects of similarity and uncertainty on early and late stages of auditory cortical processing [J]. Ear and Hearing,2021,42(4):1006-1023.

[42]ENGEL G R,DOUGHERTY W G. Visual-auditory distance constancy[J]. Nature,1971,234(5327):308.

[43]TAKASAGO M,KUNII N,KOMATSU M,et al. Spatiotemporal differentiation of MMN from N1 adaptation:a human ECoG study[J]. Frontiers in Psychiatry, 2020,11:586.

[44]ZATORRE R J,EVANS A C,MEYER E,et al. Lateralization of phonetic and pitch discrimination in speech processing[J]. Science, 1992, 256 (5058): 846-849.

[45]KAMAL F,MORRISON C,CAMPBELL K,et al. Event-related potential measures of the passive processing of rapidly and slowly presented auditory stimuli in MCI[J]. Frontiers in Aging Neuroscience,2021,13:659618.

[46]FRISTON K J,HOLMES A P,WORSLEY K J,et al. Statistical parametric maps in functional imaging:a general linear approach[J]. Human Brain Mapping, 1994,2(4):189-210.

[47] AVENA-KOENIGSBERGER A, MISIC B, SPORNS O. Communication dynamics in complex brain networks [J]. Nature Reviews Neuroscience, 2018 (19):17-33.

[48] MHEICH A, DUFOR O, YASSINE S, et al. HD-EEG for tracking sub-second brain dynamics during cognitive tasks [J]. Scientific Data, 2021, 8(1):32.

[49] VAN DIESSEN E, NUMAN T, VAN DELLEN E, et al. Opportunities and methodological challenges in EEG and MEG resting state functional brain network research [J]. Clinical Neurophysiology, 2015, 126(8):1468-1481.

[50] HASSAN M, WENDLING F. Electroencephalography source connectivity: aiming for high resolution of brain networks in time and space [J]. IEEE Signal Processing Magazine, 2018, 35(3):81-96.

[51] HIPP J F, HAWELLEK D J, CORBETTA M, et al. Large-scale cortical correlation structure of spontaneous oscillatory activity [J]. Nature Neuroscience, 2012, 15 (6):884-890.

[52] IRAJI A, DERAMUS T P, LEWIS N, et al. The spatial chronnectome reveals a dynamic interplay between functional segregation and integration [J]. Human Brain Mapping, 2019, 40(10):3058-3077.

[53] JIA H, HU X P, DESHPANDE G. Behavioral relevance of the dynamics of the functional brain connectome [J]. Brain Connectivity, 2014, 4(9):741-759.

[54] PASCUCCI D, RUBEGA M, PLOMP G. Modeling time-varying brain networks with a self-tuning optimized Kalman filter [J]. PLOS Computational Biology, 2020, 16(8):1007566.

[55] SETH A K, BARRETT A B, BARNETT L. Granger causality analysis in neuroscience and neuroimaging [J]. The Journal of Neuroscience, 2015, 35 (8):3293-3297.

[56] RASHID B, ARBABSHIRANI M R, DAMARAJU E, et al. Classification of schizophrenia and bipolar patients using static and dynamic resting-state fMRI brain connectivity [J]. Neuroimage, 2016, 134:645-657.

[57] WIRSICH J, GIRAUD A L, SADAGHIANI S. Concurrent EEG-and fMRI-derived functional connectomes exhibit linked dynamics [J]. Neuroimage, 2020,

219:116998.

[58] BORST J P, ANDERSON J R. The discovery of processing stages: analyzing EEG data with hidden semi-Markov models [J]. Neuroimage, 2015, 108: 60-73.

[59] VIDAURRE D, QUINN A J, BAKER A P, et al. Spectrally resolved fast transient brain states in electrophysiological data[J]. Neuroimage, 2016, 126: 81-95.

[60] PANWAR S, JOSHI S D, GUPTA A, et al. Recursive dynamic functional connectivity reveals a characteristic correlation structure in human scalp EEG [J]. Scientific Reports, 2021, 11(1):2822.

[61] ANASTASIOU A, CRIBBEN I, FRYZLEWICZ P. Cross-covariance isolate detect: a new change-point method for estimating dynamic functional connectivity[J]. Medical Image Analysis, 2022, 75:102252.

[62] NÚÑEZ P, POZA J, GÓMEZ C, et al. Abnormal meta-state activation of dynamic brain networks across the Alzheimer spectrum[J]. Neuroimage, 2021, 232:117898.

[63] VIDAURRE D, ABEYSURIYA R, BECKER R, et al. Discovering dynamic brain networks from big data in rest and task[J]. Neuroimage, 2018, 180:646-656.

[64] HASSAN M, WENDLING F. Tracking dynamics of functional brain networks using dense EEG [J]. Innovation and Research in Biomedical Engineering, 2015, 36(6):324-328.

[65] BASSETT D S, ZURN P, GOLD J I. On the nature and use of models in network neuroscience[J]. Nature Reviews Neuroscience, 2018, 19(9):566-578.

[66] LOPES M A, ZHANG J X, KRZEMINSKI D, et al. Recurrence quantification analysis of dynamic brain networks [J]. European Journal of Neuroscience, 2021, 53(4):1040-1059.

[67] KABBARA A, FALOU W E, KHALIL M, et al. Graph analysis of spontaneous brain network using EEG source connectivity[J]. arXiv preprint arXiv:1607. 00952, 2016.

[68] LIAO X H, VASILAKOS A V, HE Y. Small-world human brain networks:

perspectives and challenges [J]. Neuroscience and Biobehavioral Reviews, 2017,77:286-300.

[69] PENG H, XIA C, WANG Z H, et al. Multivariate pattern analysis of EEG-based functional connectivity: a study on the identification of depression [J]. IEEE Access,2019,7:92630-92641.

[70] BARAK O, ROMANI S. Mapping low-dimensional dynamics to high-dimensional neural activity: a derivation of the ring model from the neural engineering framework[J]. Neural Computation,2021,33(3):827-852.

[71] BALDASSARRE A, RAMSEY L E, SIEGEL J S, et al. Brain connectivity and neurological disorders after stroke[J]. Current Opinion in Neurology,2016,29 (6):706-713.

[72] NENTWICH M, AI L, MADSEN J, et al. Functional connectivity of EEG is subject-specific, associated with phenotype, and different from fMRI [J]. Neuroimage,2020,218:117001.

[73] VAN DEN HEUVEL M P, SPORNS O. A cross-disorder connectome landscape of brain dysconnectivity [J]. Nature Reviews Neuroscience, 2019, 20 (7): 435-446.

[74] LEITGEB E P, ŠTERK M, PETRIJAN T, et al. The brain as a complex network: assessment of EEG-based functional connectivity patterns in patients with childhood absence epilepsy [J]. Epileptic Disorders, 2020, 22 (5): 519-530.

[75] CALHOUN V D, MILLER R, PEARLSON G, et al. The chronnectome: time-varying connectivity networks as the next frontier in fMRI data discovery[J]. Neuron,2014,84(2):262-274.

[76] DECO G, VIDAURRE D, KRINGELBACH M L. Revisiting the global workspace orchestrating the hierarchical organization of the human brain[J]. Nature Human Behaviour,2021,5(4):497-511.

[77] HINDRIKS R, ADHIKARI M H, MURAYAMA Y, et al. Can sliding-window correlations reveal dynamic functional connectivity in resting-state fMRI? [J]. Neuroimage,2016,127:242-256.

[78] HUTCHISON R M, WOMELSDORF T, ALLEN E A, et al. Dynamic functional connectivity: promise, issues, and interpretations [J]. Neuroimage, 2013, 80: 360-378.

[79] BHINGE S, LONG Q F, CALHOUN V D, et al. Spatial dynamic functional connectivity analysis identifies distinctive biomarkers in schizophrenia [J]. Frontiers in Neuroscience, 2019, 13:1006.

[80] MOHAMMADI Y, MORADI M H. Prediction of depression severity scores based on functional connectivity and complexity of the EEG signal [J]. Clinical EEG and Neuroscience, 2021, 52(1):52-60.

[81] COSSY N, TZOVARA A, SIMONIN A, et al. Robust discrimination between EEG responses to categories of environmental sounds in early coma [J]. Frontiers in Psychology, 2014, 5:155.

[82] PERNET C, GARRIDO M, GRAMFORT A, et al. Best practices in data analysis and sharing in neuroimaging using MEEG [J]. OSF Preprints, 2018:1-64.

[83] FANG C Y, LI H F, MA L, et al. Intelligibility evaluation of pathological speech through multigranularity feature extraction and optimization [J]. Computational and Mathematical Methods in Medicine, 2017:2431573.

[84] KNYAZEV G G. Motivation, emotion, and their inhibitory control mirrored in brain oscillations [J]. Neuroscience & Biobehavioral Reviews, 2007, 31(3): 377-395.

[85] DONOHUE S E, LIOTTI M, PEREZ R, et al. Is conflict monitoring supramodal? Spatiotemporal dynamics of cognitive control processes in an auditory Stroop task [J]. Cogn Affect Behav Neurosci, 2012, 12(1):1-15.

[86] DEARY I J, PENKE L, JOHNSON W. The neuroscience of human intelligence differences [J]. Nature Reviews Neuroscience, 2010, 11(3):201-211.

[87] BETZEL R F, BASSETT D S. Multi-scale brain networks [J]. Neuroimage, 2017, 160:73-83.

[88] SCHULTE J A, NAJJAR R G, LI M. The influence of climate modes on streamflow in the Mid-Atlantic region of the United States [J]. Journal of Hydrology: Regional Studies, 2016, 5:80-99.

［89］KRISHNA B M，INDIC P，NAIR U，et al. Quantifying chaotic synchronization using error evolution［J］. Communications in Nonlinear Science and Numerical Simulation，2009，14(9/10)：3682-3692.

［90］ROMANO M C，THIEL M，KURTHS J，et al. Estimation of the direction of the coupling by conditional probabilities of recurrence［J］. Physical Review E，2007，76：036211.

［91］KIVELÄ M，ARENAS A，BARTHELEMY M，et al. Multilayer networks［J］. Journal of Complex Networks，2014，2(3)：203-271.

［92］SAMS M，ALHO K，NÄÄTÄNEN R. The mismatch negativity and information processing［J］. Advances in Psychology，1985，25：161-176.

［93］DUNCAN C C，BARRY R J，CONNOLLY J F，et al. Event-related potentials in clinical research：guidelines for eliciting，recording，and quantifying mismatch negativity，P300，and N400［J］. Clinical Neurophysiology，2009，120(11)：1883-1908.

［94］SPORNS O. The human connectome：a complex network［J］. Annals of the New York Academy of Sciences，2011，1224(1)：109-125.

［95］SPORNS O. Graph theory methods：applications in brain networks［J］. Dialogues in Clinical Neuroscience，2018，20(2)：111-121.

［96］AVENA-KOENIGSBERGER A，MISIC B，SPORNS O. Communication dynamics in complex brain networks［J］. Nature Reviews Neuroscience，2018，19(1)：17-33.

［97］PEDERSEN M，ZALESKY A，OMIDVARNIA A，et al. Multilayer network switching rate predicts brain performance［J］. Proceedings of the National Academy of Sciences，2018，115(52)：13376-13381.

［98］HAMMOUD Z，KRAMER F. Multilayer networks：aspects，implementations，and application in biomedicine［J］. Big Data Analytics，2020，5：2.

［99］Fang C Y，LI H F，Ma L. The research of constructing dynamic cognition model based on brain network［J］. Saudi Journal of Biological Sciences，2017，24(3)：548-555.

［100］YANG Z H，YANG G R，YANG L H，et al. A reconstruction method for graph signals based on the power spectral density estimation [J]. Digital Signal Processing, 2022, 122: 103347.

[101] RAHMAN M A, HOSSAIN M F, HOSSAIN M, et al. Employing PCA and t-statistical approach for feature extraction and classification of emotion from multichannel EEG signal [J]. Egyptian Informatics Journal, 2020, 21 (1): 23-35.

[102] ZHENG W L, LU B L. Investigating critical frequency bands and channels for EEG-based emotion recognition with deep neural networks [J]. IEEE Transactions on Autonomous Mental Development, 2015, 7 (3): 162-175.

[103] KLIMESCH W, DOPPELMAYR M, RUSSEGGER H, et al. Induced alpha band power changes in the human EEG and attention [J]. Neuroscience Letters, 1998, 244 (2): 73-76.

[104] WANG X W, NIE D, LU B L. Emotional state classification from EEG data using machine learning approach [J]. Neurocomputing, 2014, 129: 94-106.

[105] ZHANG G H, YU M J, LIU Y J, et al. SparseDGCNN: recognizing emotion from multichannel EEG signals [J]. IEEE Transactions on Affective Computing, 2023, 14 (1): 537-548.

[106] LI Y, WANG L, ZHENG W M, et al. A novel bi-hemispheric discrepancy model for EEG emotion recognition [J]. IEEE Transactions on Cognitive and Developmental Systems, 2021, 13 (2): 354-367.

[107] WU X, ZHENG W L, LI Z Y. Investigating EEG-based functional connectivity patterns for multimodal emotion recognition [J]. Journal of Neural Engineering, 2022, 19: 016012.

[108] LIU J Y, ZHANG L, WU H, et al. Transformers for EEG Emotion Recognition [J]. arXiv preprint arXiv: 2110. 06553, 2021.

[109] LUO Y L, FU Q, XIE J T, et al. EEG-based emotion classification using spiking neural networks [J]. IEEE Access, 2020, 8: 46007-46016.

[110] BHATTACHARYYA A, TRIPATHY R K, GARG L, et al. A novel multivariate-multiscale approach for computing EEG spectral and temporal complexity for human emotion recognition [J]. IEEE Sensors Journal, 2021, 21

(3):3579-3591.

[111]JOUAITI M,HENAFF P. The sound of actuators:disturbance in human-robot interactions?[C]//2019 Joint IEEE 9th International Conference on Development and Learning and Epigenetic Robotics(ICDL-EpiRob). IEEE, 2019:75-80.

[112]GUO M M,XU G Z,WANG L,et al. Functional brain network analysis during auditory oddball task[C]//2016 Asia-pacific International Symposium on Electromagnetic Compatibility(APEMC). IEEE,2016:1098-1100.

[113]NÚÑEZ P,POZA J,GÓMEZ C,et al. Analysis of electroencephalographic dynamic functional connectivity in Alzheimer's disease[C]//World Congress on Medical Physics and Biomedical Engineering 2018. Singapore:Springer, 2018:165-168.

[114]SHEN X B,SUI H J. The time-frequency characteristics of EEG activities while recognizing microexpressions[C]//2016 IEEE Biomedical Circuits and Systems Conference (BioCAS). IEEE,2016:180-183.

[115]FANG C Y,LI H F,MA L,et al. Induced event-related coherence measures during auditory change detection [C]//2014 International Conference on Medical Biometrics. IEEE,2014:118-124.

[116]AGARWAL S,KRISHNAMOORTHY V,PRATIHER S. ECG signal analysis using wavelet coherence and s-transform for classification of cardiovascular diseases[C]//2016 International Conference on Advances in Computing, Communications and Informatics (ICACCI). IEEE,2016:2765-2770.

[117]FANG C Y, LI H F, MA L. EEG brain functional connectivity dynamic evolution model:a study via wavelet coherence [C]//Advances in Brain Inspired Cognitive Systems. Cham:Springer,2016:264-273.

[118]LIU K,FANG C Y,LI H F,et al. A best detecting synchrony method in audio STROOP EEG based on wavelet coherence[C]//Cognitive Computing-ICCC 2019. Cham:Springer,2019:197-204.

[119]BAKHSHAYESH H,FITZGIBBON S P,POPE K J. Detection of coupling with linear and nonlinear synchronization measures for EEG[C]//2nd Middle East

Conference on Biomedical Engineering. IEEE,2014:240-243.

[120] DONNAT C, ZITNIK M, HALLAC D, et al. Learning structural node embeddings via diffusion wavelets[C]//KDD'18: Proceeding of The 24th ACM SIGKDD International Conference on Knowledge Discovery & Data Mining. New York: Association for Computing Machinery,2018:1320-1329.

[121] LI M, LU B L. Emotion classification based on gamma-band EEG[C]// 2009 Annual International Conference of the IEEE Engineering in Medicine and Biology Society. IEEE,2009:1223-1226.

[122] DUAN R N, ZHU J Y, LU B L. Differential entropy feature for EEG-based emotion classification[C]//2013 6th International IEEE/EMBS Conference on Neural Engineering(NER). IEEE,2013:81-84.

[123] WANG Z M, ZHOU R. Emotion-related rich-club organization in dynamic brain network [C]//2020 International Conference on Networking and Network Applications (NaNA). IEEE,2020:298-303.

附录 A 英文缩写对照表

英文缩写	英文全称	中文含义
CWT	continuous wavelet transform	连续小波变换
DFC	dynamic functional connectivity	动态功能连接
EEG	electroencephalogram	脑电图
ERP	event-related potential	事件相关电位
ERC	event-related coherence	事件相干
ERSP	event-related spectral perturbation	事件相关频谱扰动
ERD	event-related desynchronization	事件相关去同步化
ERS	event-related synchronization	事件相关同步化
GMM	Gaussian mixture model	高斯混合模型
MFCC	mel-frequency cepstral coefficients	梅尔频率倒谱系数
MMN	mismatch negativity	失匹配负波
MI	mutual information	互信息
MSCC	mel S-transform cepstrum coefficient	基于 S 变换的梅尔倒谱系数
NCI	network correct index	网络准确度
NF	node fluctuation	节点波动
PCA	principal component analysis	主成分分析

续表

英文缩写	英文全称	中文含义
PLI	phase lag index	相位延迟指数
PLV	phase locking value	相位锁定值
ResNet	residual neural network	残差神经网络
SEED	SJTU emotion EEG dataset	上海交通大学情感脑电数据集
SP	sustained positivity	持续的正波
SVM	support vector machine	支持向量机
WCS	wavelet cross spectrum	交叉小波谱
WC	wavelet coherence	小波相干

附录 B 定义对照表